PSICOPATOLOGIA E PSICODINÂMICA NA ANÁLISE PSICODRAMÁTICA

VOLUME VII

CIP-BRASIL. CATALOGAÇÃO NA PUBLICAÇÃO
SINDICATO NACIONAL DOS EDITORES DE LIVROS, RJ

D531p
v. 7

Dias, Victor R. C. S.
   Psicopatologia e psicodinâmica na análise psicodramática,
volume 7 / Victor R. C. S. Dias. - 1. ed. - São Paulo : Summus,
2020.
   176 p.

   Inclui bibliografia
   ISBN 978-85-7183-245-9

   1. Psicopatologia. 2. Psicanálise. 3. Psiquiatria. 4. Psicodrama.
I. Título.

19-60624   CDD: 616.89
                                                      CDU: 616.89

Vanessa Mafra Xavier Salgado - Bibliotecária - CRB-7/6644

www.editoraagora.com.br

Compre em lugar de fotocopiar.
Cada real que você dá por um livro recompensa seus autores
e os convida a produzir mais sobre o tema;
incentiva seus editores a encomendar, traduzir e publicar
outras obras sobre o assunto;
e paga aos livreiros por estocar e levar até você livros
para a sua informação e o seu entretenimento.
Cada real que você dá pela fotocópia não autorizada de um livro
financia o crime
e ajuda a matar a produção intelectual de seu país.

VICTOR ROBERTO CIACCO DA SILVA DIAS
E COLABORADORES

PSICOPATOLOGIA E PSICODINÂMICA NA ANÁLISE PSICODRAMÁTICA

VOLUME VII

PSICOPATOLOGIA E PSICODINÂMICA NA ANÁLISE PSICODRAMÁTICA
Volume VII
Copyright © 2020 by autores
Direitos desta edição reservados por Summus Editorial

Editora executiva: **Soraia Bini Cury**
Assistente editorial: **Michelle Campos**
Capa: **Daniel Rampazzo/Casa de Ideias**
Produção editorial: **Crayon Editorial**

Editora Ágora
Departamento editorial
Rua Itapicuru, 613 – 7º andar
05006-000 – São Paulo – SP
Fone: (11) 3872-3322
Fax: (11) 3872-7476
http://www.editoraagora.com.br
e-mail: agora@editoraagora.com.br

Atendimento ao consumidor
Summus Editorial
Fone: (11) 3865-9890

Vendas por atacado
Fone: (11) 3873-8638
Fax: (11) 3872-7476
e-mail: vendas@summus.com.br

Impresso no Brasil

Sumário

Um conselho, 7

Apresentação, 9

1. Teoria da programação cenestésica, 11

2. A fase cenestésica, 19

3. A fase psicológica e o conceito de identidade, 47

4. A identidade de gênero e os modelos preexistentes, 61

5. A psicoterapia virtual no enfoque da
   análise psicodramática, 71

6. Sentimentos corretivos e desejo de reconhecimento, 77

7. A defesa dissociativa e a crise associativa, 85
   Virgínia de Araújo Silva

8. Angústia pós-traumática, 99

9. Átomo de crise e átomo familiar, 109
   Claudio Samuelian

10. Psicoterapia infantil sob o enfoque da
    análise psicodramática, 121
    Milene Shimabuku S. Berto

11. Contexto dramático na psicoterapia infantil, 149
    Katia Pareja

REFERÊNCIAS BIBLIOGRÁFICAS, 165

Um conselho

O essencial para se tornar um psicoterapeuta clínico – mesmo porque psicoterapeuta teórico é uma rematada utopia – é saber muito de psicodinâmica.

E psicodinâmica não se ensina, mas se aprende! Para aprender psicodinâmica, é necessário ler alguns poucos livros, porém é fundamental ler muitos clientes, isto é, ler nos clientes aquilo que se leu nos livros.

Portanto, se você quiser ser um bom psicoterapeuta, não se preocupe tanto com os livros, mas leia muitos, muitos, muitos... clientes!

Victor

Apresentação

Caro leitor,

Neste volume VII da série Psicopatologia e Psicodinâmica na Análise Psicodramática, escrito por mim e por alguns colaboradores, tanto revisamos temas antigos como apresentamos novos.

Nos Capítulos 1, 2 e 3, faço uma revisão resumida da teoria da programação cenestésica, base da análise psicodramática, que aparecia fragmentada nos diversos volumes já publicados desta coleção. No Capítulo 4, complemento a análise do desenvolvimento da identidade sexual, acrescentando a perspectiva genética atualizada do conceito de gênero e também a situação atual ligada à identidade sexual indefinida. No Capítulo 5, apresento uma primeira avaliação do atendimento virtual no contexto da análise psicodramática. No Capítulo 6, exponho o conceito de sentimentos corretivos, resultantes da quebra de expectativa de comportamento gerada pela ordem imaginada e ligados à angústia circunstancial. Amplio, ainda, o conceito de critérios motivacionais da vida com o aspecto de vontade ligado ao desejo de reconhecimento do indivíduo por seus pares. No Capítulo 7, Virgínia de Araújo Silva sistematiza a eclosão e o tratamento da crise associativa derivada da resolução das defesas dissociativas. No Capítulo 8, discuto a abordagem psicoterápica e medicamentosa da angústia pós-traumática, assim como os possíveis desdobramentos desse tratamento na análise psicodramática. No Capítulo 9, Claudio Samuelian discute a aplicação do átomo de crise e do átomo familiar, com suas técnicas e indicações, inclusive a técnica da tribuna utilizada na psicoterapia bipessoal. No Capítulo 10, Milene Shimabuku Silva Berto apresenta uma sistematização da psicoterapia infantil utilizando, pela primeira vez, conceitos da análise psicodramática. E, por fim, no Capítulo 11, Katia Pareja apresenta a sistematização do contexto dramático do "como se", que vem sendo usado na análise psicodramática, por meio da contraposição de área da brincadeira e de área séria.

Aproveito para agradecer a todos esses colaboradores e à minha secretária Karla, pela sempre providencial ajuda para a digitação e a organização deste texto.

Boa leitura!

Victor

1. Teoria da programação cenestésica

Em 1994, publiquei o livro *Análise psicodramática: teoria da programação cenestésica*, em que tratei pela primeira vez dessa teoria que criei. Desde então, tenho elaborado e expandido diversos de seus conceitos e concebido novos, em meus outros livros, o que dificultou a leitura da teoria como um todo. Por isso, resolvi apresentá-la na forma como está no momento, contínua e sinteticamente, com todas as suas inovações. Para entendê-la por completo, permanece importante a leitura do que já foi publicado, pois este resumo não traz os detalhes abordados nas outras obras.

A teoria da programação cenestésica é uma teoria do desenvolvimento psicológico dividida em duas etapas: a primeira diz respeito ao desenvolvimento cenestésico, que se inicia ainda na fase intrauterina e vai até 2,5 ou 3 anos, aproximadamente; a segunda, ao desenvolvimento psicológico, que vai dos 3 até os 17 ou 18 anos, mais ou menos, e que depois continua, de forma mais lenta, por toda a vida.

Esse nome foi escolhido pela similaridade com os computadores, os quais são dotados de um programa e de um enorme banco de dados. Cabe ao programa definir que tipo de tratamento computacional esses dados receberão. A fase cenestésica funciona como o programa, e o psiquismo se estrutura de tal forma que influencia e define como serão vivenciadas, organizadas e atuadas pelo indivíduo as vivências posteriores, adquiridas na fase psicológica, a qual seria o "banco de dados".

Antes de falar sobre o desenvolvimento psicológico, vamos tratar do poder computacional da matéria biológica e do local onde todo o desenvolvimento psicológico acontece: o cérebro.

O CÉREBRO HUMANO E O PODER COMPUTACIONAL DA MATÉRIA BIOLÓGICA

Podemos descrever o cérebro humano como um enorme computador biológico. A grande diferença entre ele e os computadores com *chips* de silício é a sua programação. O cérebro humano pode ser considerado *um computador que se autoprograma e se autocorrige com a própria experiência. Mais ainda, ele se autoprograma* à *medida que vai sendo construído.* Esse enorme computador biológico é composto de 100 bilhões de neurônios, dos quais 20 bilhões estão localizados no córtex cerebral, que é a área mais evoluída quando comparada com o cérebro dos outros primatas.

Antes de continuar falando do cérebro, vamos falar do poder computacional da matéria biológica. *Poder computacional é a capacidade de reunir e processar operações lógicas elementares*. Com base nesse conceito, é possível dizer que os próprios neurônios têm um poder computacional e que o cérebro humano é uma imensa rede formada por bilhões de pequenos computadores.

Indo mais fundo, verificamos que as próprias células, não apenas as células nervosas, apresentam poder computacional. Quando estudamos seres unicelulares – por exemplo, uma ameba ou um *Paramecium* –, verificamos que eles apresentam "comportamentos inteligentes", tais como luta e fuga, procura de alimento e de proteção. Também observamos "comportamento inteligente" na formação de fusos mitóticos nos processos de divisão celular, mitose ou meiose.

Nas pesquisas em neurociência se descobriu que o citoesqueleto, composto de microtúbulos, não tem apenas uma função de sustentação da estrutura celular. Esses microtúbulos são formados de uma proteína chamada tubulina, que se apresenta em duas formas especulares, dímeros alfa e beta. A configuração desses dímeros depende da presença ou ausência de um *elétron* móvel, que se movimenta por *tunelamento entre as moléculas, produzindo uma carga elétrica negativa ou positiva,* caso esteja ou não presente nesses dipolos. Essa diferença de carga elétrica produz ondas que acabam por configurar um código binário do tipo +1, 0, –1. Tais ondas, por meio desse código, transmitem informações, as quais acabam por produzir um efeito computacional.

Tanto os filamentos do *Paramecium* como os fusos mitóticos são formados de microtúbulos de tubulina, *assim como os dendritos e o axônio dos neurônios.* Os bilhões de neurônios do corpo humano estão profundamente interligados em todos os componentes do sistema nervoso, como o cérebro, a medula espinal e os nervos, tanto sensitivos (aferentes) quanto motores (eferentes). Lembremos que cada neurônio é capaz de receber, pelos seus dendritos, até 10 mil sinapses, ligando-se a outros neurônios e a diversos órgãos, por meio dos nervos, e até consigo mesmo nos mecanismos de retroalimentação. Portanto, vamos encontrar no cérebro humano uma rede neural com trilhões e trilhões de ligações, armazenando um sem número de informações.

Para efeito didático, vamos dividir essa enorme rede neural em três tipos: *rede neural somática*, *rede neural psicossomática* e *rede neural psicológica*.

- *Rede neural somática (RNS)* – Rege todo o comportamento somático do nosso corpo: das vísceras, dos órgãos do sentido, da sensibilidade corporal, do equilíbrio, de toda a estrutura muscular, das ações motoras etc. Interliga os neurônios sensitivos, motores e pré-motores. Regula as funções automáticas, que independem da vontade (filtração renal, secreção de hormônios, reprodução celular, absorção de alimentos, processamento metabólico etc.), as funções semiautomáticas, que podem ser parcialmente influenciadas pelas emoções (batimentos cardíacos, movimentos respiratórios, movimentos peristálticos etc.), e as funções não automáticas, que permitem um maior controle da vontade (ingestão, defecação, micção, movimentos musculares etc.)

  Embora esteja distribuída por todo o sistema nervoso, concentra-se nas partes mais primitivas: medula espinal, tronco encefálico, cerebelo, mesencéfalo e diencéfalo. Essa rede neural é semelhante para todos os indivíduos da espécie e fruto do processo evolucionário do ser humano. É o protocolo genético da espécie.

- *Rede neural psicossomática (RNPS)* – Promove a ligação entre as sensações somáticas e cenestésicas (viscerais) do corpo, registradas na rede neural somática (RNS), e os componentes psicológicos, registrados na rede neural psicológica (RNP). Por exemplo, uma sensação de vazio no estômago (rede neural somática) pode estar relacionada com uma falta ou carência afetiva (rede neural psicológica) intermediada por uma sensação de insatisfação (rede neural psicossomática). Ou, então, o aparecimento de um conteúdo fecal sólido no intestino grosso (rede neural somática) pode estar ligado a vivências psicológicas de criatividade (rede neural psicológica) intermediadas pela sensação de surgimento (rede neural psicossomática), e assim por diante.

  A rede neural psicossomática correlaciona uma série de sensações viscerais (cenestésicas) e corporais com vários conteúdos psicológicos, criando assim uma *via neural de mão dupla*, a fim de que um conteúdo psicológico possa ativar determinadas sensações somáticas, e vice-versa. Essa via de mão dupla é a responsável por todo o espectro das *doenças psicossomáticas*, desde as defesas de distúrbios funcionais e as defesas psicossomáticas até as doenças autoimunes e as doenças psicossomáticas em geral. Essa rede está distribuída por todo o cérebro, sobretudo no telencéfalo e no córtex cerebral.

- *Rede neural psicológica (RNP)* – Promove a ligação entre todas as vivências psicológicas. É onde se encontram o conceito de identidade do indivíduo, o Eu consciente, as defesas psicológicas e o material psicológico em geral. Comunica-se com a RNS por intermédio da RNPS. Está localizada principalmente no córtex cerebral (lobos frontal, pré-frontal, temporal e occipital) e no telencéfalo, embora também se ramifique para as outras partes do cérebro.

Figura 1 – Redes neurais

Rede neural psicológica
o—⟨ neurônio

Rede neural psicossomática
⋆—⟨ neurônio

Rede neural somática
•—⟨ neurônio

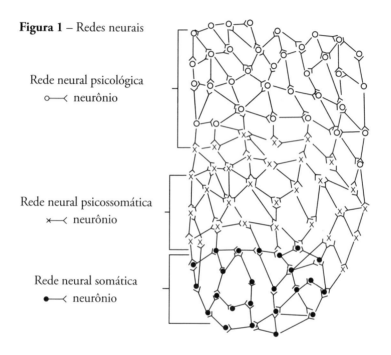

Durante a embriogênese, o cérebro começa a se formar e todas as redes vão sendo estruturadas no embrião, mas as inúmeras ligações entre os bilhões de neurônios ocorrem durante o desenvolvimento dele. Na fase intrauterina, a maior parte das ligações neuronais ocorre na rede neural somática, principalmente as relacionadas com as funções somáticas não automáticas. Durante a fase do desenvolvimento cenestésico, verificamos o surgimento de inúmeras ligações na rede neural somática, principalmente aquelas relacionadas com as funções somáticas não automáticas ou parcialmente automáticas. A maioria das ligações entre a rede neural somática e a rede neural psicossomática e entre a rede neural psicossomática e a rede neural psicológica também vai se formar durante essa fase cenestésica.

Durante a fase psicológica do desenvolvimento (formação do conceito de identidade), a maior parte das ligações interneuronais vai acontecer na rede neural psicológica. Também vão ocorrer muitas ligações entre a rede neural psicológica e a rede neural psicossomática. Dividimos o desenvolvimento psicológico em fase cenestésica e fase psicológica.

2. A fase cenestésica

A fase cenestésica do desenvolvimento psicológico inicia-se ainda na vivência intrauterina e vai até 2,5 ou 3 anos de idade, mais ou menos, quando ocorre uma grande poda neuronal e tem início a fase psicológica do desenvolvimento. Nessa fase, ocorre *a transformação do psiquismo caótico e indiferenciado (PCI) em psiquismo organizado e diferenciado (POD)*.

Figura 2 – Desenvolvimento do psiquismo na fase cenestésica

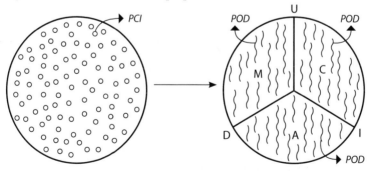

Psiquismo caótico e indiferenciado (PCI) transformado em psiquismo organizado e diferenciado (POD). Tempo: da fase intrauterina até 2,5 anos.

O psiquismo caótico e indiferenciado (PCI) é o psiquismo infantil, e *sua vivência é uma sensação básica de existir, originada essencialmente pelas sensações viscerais (cenestésicas)*. Essa sensação básica de existir pode ser comparada à impressão que temos ao acordar de uma cirurgia com anestesia geral ou após um pesadelo intenso. Antes da percepção do ambiente externo e até mesmo do corpo muscular, a sensação é apenas a de estar vivo. Essa sensação é dada pela inervação visceral, e não muscular. O PCI tem o potencial de incorporar e registrar dados (vivências, sentimentos, percepções, intenções, pensamentos etc.), mas não de organizá-los. É equivalente a um computador onde se registram os dados e todo o banco de dados sem se abrirem arquivos alfanuméricos ou mesmo arquivos por assunto. Podemos inferir a dificuldade para encontrar uma informação num dispositivo como esse.

A transformação de PCI em POD é importante justamente para a organização posterior de todo o psiquismo. Equivale ao sistema operacional de um computador: é a forma como os dados serão computados após sua incorporação e seu registro. O POD é exatamente o psiquismo que sofreu um processo de organização. Ele tem a mesma capacidade do PCI de incorporar e registrar as vivências (dados), com a diferença de que as registra, organiza e cataloga, possibilitando seu resgate posterior pelo Eu consciente do indivíduo. *A incorporação e o registro das vivências (dados), tanto no PCI como no POD, significam conexões entre os diversos neurônios, por meio de seus dendritos, formando e enriquecendo as redes neurais somática, psicossomática e psicológica.*

A transformação do PCI em POD ocorre pela fusão entre as sensações somáticas – sobretudo as relacionadas com as funções de ingestão, defecação e micção – e os climas afetivos produzidos pelo ambiente externo, incorporados pelo feto e, posteriormente, pelo bebê. Estes são divididos em climas afetivos facilitadores e climas afetivos inibidores, conforme facilitem ou dificultem a transformação do PCI em POD.

Os *climas afetivos facilitadores permitem uma descarga tensional completa durante sua fusão com as sensações somáticas.* São considerados facilitadores os climas de aceitação, proteção e continência. Os *climas afetivos inibidores são os que não permitem uma descarga tensional completa durante sua fusão com as sensações somáticas.* Dessa forma, a transformação do PCI em POD é incompleta. São considerados inibidores os climas afetivos de abandono, rejeição, ansiedade, medo, hostilidade, opressão etc.

A parte do PCI que não foi transformada em POD continua indiferenciada, permanecendo como *uma zona de PCI em meio ao POD. Essa convivência é a origem dos conflitos de mundo interno e da consequente angústia patológica, que só serão resolvidos com o processo de reparação.* Na medida em que uma parte do PCI não foi transformada em POD, fica o registro de uma *falta estrutural,* vivenciada como algo que deveria ter acontecido, mas que não aconteceu. Isso gera um estado de tensão crônica, *uma expectativa de que a qualquer momento finalmente aconteça aquilo que não aconteceu.* Em termos neurológicos, podemos deduzir que essas descargas tensionais incompletas são conexões sinápticas que não ocorreram, mas que deveriam ter ocorrido, de acordo com o protocolo de desenvolvimento da espécie; graças à plasticidade cerebral, entretanto, elas podem ocorrer em qualquer outro momento da vida do indivíduo.

Podemos resumir a fase cenestésica do desenvolvimento psicológico como a transformação do PCI em POD, que ocorre por meio da interação entre as sensações somáticas (mundo interno) e as sensações incorporadas mediante climas afetivos facilitadores ou inibidores advindos do ambiente externo (mundo externo). A transformação incompleta do PCI em POD dá origem às chamadas zonas de PCI, que passam a conviver com o POD. Essa convivência é a base geradora dos conflitos intrapsíquicos, da angústia patológica e do processo de busca. Manifesta-se, em sua parte mais profunda, *pela vivência do clima inibidor tal qual apreendido pelo bebê, por uma sensação de falta estrutural e por uma tensão de expectativa.* A essa situação damos o nome de *patologia estrutural*.

Figura 3 – Evolução do psiquismo na fase cenestésica

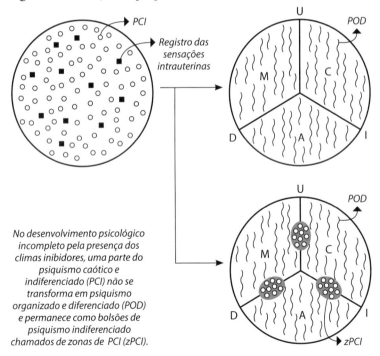

Podemos dizer que a *base estrutural da personalidade do indivíduo está intimamente ligada a uma rede neural de bilhões de conexões, fortemente influenciada pelo ambiente externo e organizada de uma forma determinista pela sua estrutura (protocolo genético do desenvolvimento da espécie), mas totalmente probabilística e individualizada em suas características (ambiente incorporado pelo indivíduo).* Em resumo, sua personalidade é pessoal e única.

Ao término da fase cenestésica, essa rede neural se cristaliza e enrijece: uma parte das conexões estabelecidas será fixada, outra será inutilizada (poda neuronal). Essa rede neural enrijecida e fixada será a *programação do enorme computador biológico chamado cérebro.*

A PROGRAMAÇÃO CENESTÉSICA E A BASE ESTRUTURAL DOS GRANDES QUADROS PSICOLÓGICOS

Programação do quadro esquizoide

Os quadros da patologia esquizoide estão relacionados com as vivências intrauterinas e resultam, exclusivamente, da relação entre a mãe e o feto[1]. Como nos outros casos, tanto os climas afetivos facilitadores como os inibidores vêm do mundo externo. No caso do esquizoide, ambos são emitidos pela mãe, e sua transmissão para o feto possivelmente ocorre de forma bioquímica (humores) através da placenta ou do líquido amniótico.

▶ *Rede neural somática* – Nessa fase do desenvolvimento, as conexões neuronais na rede somática estão relacionadas com a estruturação geral do corpo do feto, seus

---

1 Ver mais detalhadamente sua psicodinâmica e sua psicopatologia nos volumes I e II desta coleção.

órgãos, seu funcionamento biológico, principalmente o cardíaco, seu contato com o líquido amniótico, suas trocas placentárias e sua posição dentro do útero. Essas conexões geram as sensações ligadas ao "estar existindo" e ao "estar no mundo", restringindo-se esse mundo ao útero materno. Essa é a vivência eminentemente visceral de *existir* que caracteriza o PCI.

- *Rede neural psicossomática* – Suas conexões neuronais vinculam as sensações somáticas dessa fase *aos climas afetivos facilitadores (aceitação e proteção) ou inibidores (hostilidade, rejeição ou indiferença) emitidos pela mãe*, a depender de seu grau de acolhimento ou não acolhimento dessa gravidez e/ou desse feto.
- *Rede neural psicológica* – Suas conexões neuronais serão influenciadas pelas sensações da rede neural psicossomática, onde já estão registradas as vivências da rede somática e dos climas afetivos. Essas conexões vão estar relacionadas com as sensações de pertencer, fazer parte do mundo ou de não pertencer, não fazer parte do mundo, de acordo com os climas afetivos prevalecentes, facilitadores ou inibidores.

Figura 4 – Desenvolvimento do psiquismo na fase intrauterina

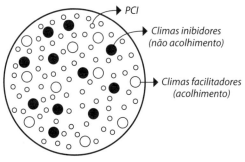

A sensação de não pertencer pode produzir:

1. Sensação de ameaça constante de ser destruído (de o Eu ser destruído) – quando o clima inibidor gerado pela mãe for de hostilidade, rejeição, raiva e ódio.
2. Sensação de intensa solidão e isolamento (estar só no mundo, sem ligação com os outros) – quando o clima inibidor gerado pela mãe for de indiferença e descaso.

Essa vivência intrauterina de não acolhimento produz quadros esquizoides que vão desde um núcleo esquizoide (comprometimento brando) até uma personalidade esquizoide (comprometimento severo).

Patologia estrutural

É o registro neuronal contido na RNS e na RNPS cuja principal sensação é a de *não acolhimento*. Essa sensação já está presente na estrutura psicológica do indivíduo desde o nascimento, sendo comum o relato "já nasci com ela". É algo que interfere na formação dos modelos da fase cenestésica: ingeridor, defecador e urinador. Ao anteceder a formação dos modelos psicológicos, produz a *cisão do esquizoide composta do Eu observador e do Eu operativo.*

Patologia psicológica

É o registro neuronal contido na rede neural psicológica que produz a expressão psicológica da patologia estrutural. Trata-se da sensação de *não pertencer, não fazer parte do mundo, não ter o mesmo direito que as outras pessoas.* Costumo comparar com um indivíduo que vai a uma festa sem ser convidado, de penetra, com a diferença de que o esquizoide se sente e se

Figura 5 – Cisão na patologia esquizoide

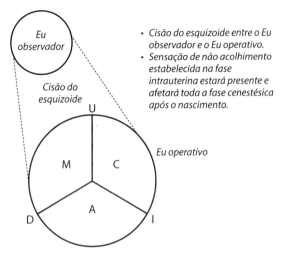

comporta como *um penetra na vida*. O penetra convive permanentemente com as sensações de que a qualquer momento pode ser expulso da festa e de que não tem o mesmo direito de usufruir dela que os convidados. O esquizoide está sempre preocupado em não ser visto, em não ser notado, evitando o contato e disfarçando o seu verdadeiro Eu.

Programação do quadro de ingeridor

O modelo de ingeridor é o primeiro a ser desenvolvido após o nascimento do bebê e situa-se entre as áreas corpo e ambiente. Desenvolve-se nos três primeiros meses de vida do bebê e está relacionado com os *processos de incorporação de conteúdos do ambiente externo para o ambiente interno e de satisfação ou insatisfação*. É a porta de entrada, de incorporação e introjeção, de todos os conteúdos do ambiente externo que possam ser adquiridos pelo indivíduo. Tem uma relação íntima com o processo de alimentação (mamadas), pois é nesse momento que o bebê está mais desperto e em contato com o ambiente externo. Liga-se intimamente também com a relação mãe-filho. Entendemos aqui como mãe quem cuida e dá de comer à criança, e não necessariamente a mãe biológica. Portanto, o sentido de mãe que usaremos neste capítulo é o de quem realmente cuida da criança nos três primeiros meses: mãe-cuidadora[2].

Os climas afetivos, facilitadores ou inibidores, são incorporados principalmente durante as mamadas e emanados pela pessoa da mãe-cuidadora, permanecendo atrelados ao modelo de ingeridor. Isso significa que, a cada vez que o modelo de ingeridor for acionado, o clima afetivo (facilitador ou inibidor) a ele atrelado também será ativado. Esse conjunto fará parte da programação cenestésica ligada ao receber. A resolução bem--sucedida da formação do modelo de ingeridor, a descarga tensional das tensões acumuladas, é a *sensação de saciedade*.

▶ *Rede neural somática* – Nos três primeiros meses de vida, a maior parte das conexões neuronais na rede neural somática estará ligada aos órgãos de recebimento de conteúdos externos, tais como os pulmões, o estômago, a boca, a faringe, o esôfago, os órgãos do sentido e a própria pele. As principais sensações se relacionam com a função não automática da alimentação – portanto, com a ingestão do leite. As sensações cenestésicas de fome (vazio no estomago, falta de algum conteúdo), de incorporação (boca cheia, ato engolir, deglutir) e de saciedade (estômago cheio, repleto) ficam interligadas na forma de conexões neuronais na rede

---

2 Para maiores detalhes, ver as seguintes obras do autor: *Psicodrama: teoria e prática, Análise psicodramática: teoria da programação cenestésica* e *Psicopatologia e psicodinâmica na análise psicodramática*, v. I.

somática. Também estão interligadas as sensações de toque na pele, por meio dos cuidados e do manuseio do bebê, da tranquilidade, da agitação, da turbulência, dos sons, da temperatura, enfim, de tudo que rodeia o bebê e, possivelmente, até do ar que ele respira. O contato da boca do bebê com o mamilo da mãe ou com o bico da mamadeira produz uma sensação importante, a primeira separação entre o que está fora e o que foi incorporado (mundo externo e mundo interno), ou *limite oral (afora oral)*, também registrado em nível neural.

▸ *Rede neural psicossomática* – O bebê incorpora, além do ar, os alimentos, o toque, a ligação com o ambiente externo, os climas afetivos, principalmente aqueles ligados à mãe-cuidadora, em especial nos momentos ligados à amamentação. Esses climas podem ser *facilitadores (aceitação, proteção, continência, calma, tranquilidade, carinho etc.)* ou *inibidores (hostilidade, brutalidade, rejeição, abandono, indiferença, medo, ansiedade, afobação, sofrimento etc.)*.

O registro desse conjunto de climas afetivos é feito por meio de conexões neuronais na rede neural psicossomática e se mantém em relação com as vivências equivalentes que ocorrem na rede neural somática. A rede neural psicossomática, por sua vez, vai se ligar às sensações psicológicas relacionadas ao receber, ao incorporar e ao satisfazer, fazendo, assim, a ponte entre o receber psicológico e os órgãos somáticos envolvidos nessa mesma função.

▸ *Rede neural psicológica* – Nessa rede, todas as conexões neuronais estão ligadas ao "comer psicológico", ao recebimento de qualquer tipo de conteúdo advindo do mundo externo: experiências de vida, aprendizados, afetos e sentimentos de outras pessoas, imitação de modelos de conduta, conceitos morais e éticos, conhecimentos gerais, visão de si mesmo por intermédio do contato com o externo etc. Esse "comer psicológico" se vincula aos climas afetivos (facilitadores ou inibidores) registrados na rede neural somática. Tal vinculação faz que todo processo de incorporar receba algum tipo de influência do clima afetivo registrado durante a programação. Além disso, abre caminho para as manifestações psicossomáticas, desde os distúrbios funcionais até as defesas de somatização e as doenças psicossomáticas, ligadas ao ato de receber. Em outras palavras, *a rede neural psicológica está ligada à rede neural psicossomática, e esta, por sua vez, à rede neural somática.*

A integração dos conteúdos ligados a essas três redes (RNS, RNPS e RNP) constitui a *programação cenestésica do modelo de ingeridor*. A programação incompleta ou adulterada desse programa é a *patologia estrutural do ingeridor*.

Figura 6 – Organização do modelo de ingeridor

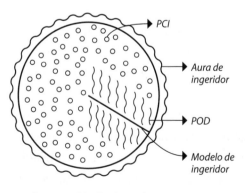

Fase cenestésica (0 a 3 meses)

Patologia estrutural

Consideramos patologia estrutural do ingeridor as alterações no próprio modelo de ingeridor e nas áreas adjacentes (mente e ambiente) resultantes da transformação incompleta do PCI em POD.

Em relação ao modelo, temos:

1. Dificuldade com a incorporação, que vai desde a resistência até a franca atitude de desconfiança e o medo de aceitar receber algo do mundo externo. Chamamos isso de ingeridor de boca travada. É uma postura prévia de recusa das ofertas (de afeto, ensinamento, experiência etc.) vindas do ambiente externo. É o discurso do "não aceito", "não quero", "não acredito".
2. Voracidade intensa de querer mais, alimentada por uma sensação permanente de insatisfação. Essa insatisfação desproporcional à realidade é gerada pelo registro incompleto da sensação de estar satisfeito. É um núcleo de voracidade e se manifesta no discurso do "mais", "quero mais".
3. Acionamento em maior ou menor grau dos climas inibidores quando o modelo de ingeridor é ativado.

Em relação às áreas, temos dificuldade de discriminar corretamente os conteúdos da área corpo (sentimentos e vontades) e da área ambiente (percepção e autopercepção).

Patologia psicológica

São os procedimentos, as posturas, as relações, as interações, as exteriorizações e os comportamentos advindos da patologia estrutural, todos eles relacionados à dificuldade com o binômio dar e receber e com os processos ligados à incorporação e à introjeção de conteúdos do mundo externo para o mundo interno.

Programação do quadro de defecador

O modelo de defecador é o segundo modelo psicológico desenvolvido e abrange o período entre os 3 e os 8 meses de idade do bebê. Situa-se entre as áreas ambiente e mente e é uma das portas de saída dos conteúdos do psiquismo. Diz respeito à *criação,* à *elaboração,* à *expressão* e à *comunicação de conteúdos do mundo interno para o mundo externo.* A interação do bebê já não se restringe apenas à mãe ou cuidadora, ampliando-se às outras pessoas que compõem sua vida relacional (matriz de identidade), incluindo a família ampliada e também a creche ou o berçário.

Desde o final do modelo de ingeridor e o surgimento da aura de ingeridor, o bebê passa a captar os climas afetivos, independentemente da mamada, funcionando como uma antena parabólica de recepção de climas afetivos da casa, da creche, do berçário etc. Esses climas afetivos facilitadores e inibidores são incorporados, e o seu somatório se transforma em um *clima afetivo facilitador ou inibidor de mundo interno.* Esse clima afetivo de mundo interno *fixa-se e atrela-se às sensações cenestésicas produzidas pelo mecanismo da defecação.*

Cada vez que o modelo de defecador for acionado, os climas afetivos e as sensações cenestésicas a ele atrelados também serão mobilizados. Se houver a boa resolução do modelo de defecador, isto é, se as descargas tensionais envolvidas forem devidamente descarregadas, encontramos o registro de uma *sensação de alívio*[3].

---

3 Para maiores detalhes, ver as seguintes obras do autor: *Psicodrama: teoria e prática, Análise psicodramática: teoria da programação cenestésica* e *Psicopatologia e psicodinâmica na análise psicodramática,* v. I e V.

- *Rede neural somática* – Nessa fase do desenvolvimento (dos 3 aos 8 meses), as conexões neuronais da rede somática integram as sensações cenestésicas produzidas principalmente pelo intestino grosso (cólon ascendente, cólon transverso e colón descendente), pelo reto e pelo ânus – todos ligados à concentração e à expulsão, para o ambiente externo, da massa dos resíduos alimentares digeridos, à qual damos o nome de bolo fecal.

A concentração e a desidratação transformam os resíduos líquidos que chegam pelo intestino delgado (jejuno e íleo) em resíduos sólidos (bolo fecal) durante a sua passagem pelo cólon, gerando uma *sensação de surgimento* (surge uma massa compacta e tridimensional onde antes existia conteúdo líquido e pastoso). O deslocamento do bolo fecal através do colón e do reto até o ânus é feito pelos movimentos peristálticos, que são muito mais fortes a partir de então do que quando o conteúdo era apenas líquido ou pastoso. Esse deslocamento gera uma *sensação de esforço e de oposição*. A pressão de expulsão gerada pelo movimento peristáltico, pela pressão abdominal (prensa abdominal) e pela elevação do períneo (músculos elevadores do ânus) acaba por vencer a tonicidade do *esfíncter anal liso* (formado por fibras lisas), gerando uma *sensação de descarga motora*. A expulsão do bolo fecal para o ambiente externo (exoanal ou limite anal) gera uma *sensação de perda, de depositação*.

As sensações de surgimento, oposição, descarga motora e depositação de conteúdos internos para o meio externo são registradas na rede neural psicossomática e, mais tarde, correlacionam-se com as sensações de criação, elaboração, expressão e comunicação de conteúdos (vivências) internos para o mundo externo.

- *Rede neural psicossomática* – Junto com as sensações produzidas pela concentração e pela expulsão do bolo fecal, registradas na rede neural somática (estabelecimento de conexões neuronais), será fixado um *conjunto de climas afetivos internos* (que já estão internalizados). Estes podem ser facilitadores e/ou inibidores e são os mesmos já descritos no modelo de ingeridor, acrescidos dos climas de opressão, restrição e contenção (inibidores), que já estão presentes nessa fase do desenvolvimento. Tais climas afetivos, atrelados ao modelo de defecador, influenciam as conexões da rede neural psicológica por intermédio da rede neural psicossomática.

- *Rede neural psicológica* – Contém os registros psicológicos correspondentes às sensações cenestésicas registradas na rede neural psicossomática:

  1. A sensação de surgimento relaciona-se, no psicológico, com os *processos criativos, como criar ideias, identificar sentimentos, percepções e intenções* contidos dentro do mundo interno.

  2. A sensação de oposição relaciona-se, no psicológico, com os *processos de oposição de ideias e de elaboração dos conteúdos criados, acima citados.*

  3. A sensação de descarga motora relaciona-se, no psicológico, com os *processos de expressão, expressão corporal, tom de voz, organização das frases, expressões faciais, como forma de exprimir os conteúdos internos.*

  4. A sensação de perda/depositação, que não deve ser confundida com o luto, relaciona-se com o *processo da comunicação em si mesmo, com o conteúdo que foi comunicado, seja ele pensamentos, sentimentos, percepções, intenções etc.*

O modelo de defecador tem duas partes distintas: uma *intimista*, ligada à criação e à elaboração dos conteúdos internos, e outra *relacional*, ligada à expressão e à comunicação destes.

Figura 7 – Formação do modelo de defecador

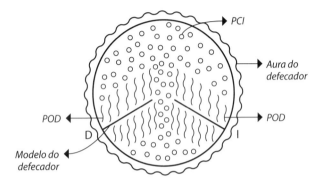

Fase cenestésica → 3 a 8 meses
Parte intimista → Criação e elaboração
Parte relacional → Expressão e comunicação

Patologia estrutural

A patologia do defecador relaciona-se com os processos de criação, elaboração, expressão e comunicação dos conteúdos do mundo interno para o mundo externo. Podemos ter alterações tanto no modelo de defecador como nas áreas adjacentes: mente e ambiente.

1. O modelo de defecador pode estar bloqueado por inteiro ou em algum(ns) de seus segmentos. Podemos identificar pessoas que têm um bloqueio em sua criatividade, mas elaboram, expressam e comunicam bem. Outras dizem o que pensaram ou sentiram sem nenhuma elaboração. Outras, ainda, têm um bloqueio na expressão e, apesar de conseguirem criar, elaborar e

comunicar seus conteúdos, fazem-nos de forma insossa, sem vibração e até mesmo maçante. Outras se expressam muito bem, mas têm dificuldade em comunicar de forma correta suas criações e elaborações. Há inúmeras variáveis possíveis.

2. Em relação às áreas, essas pessoas apresentam dificuldade em discriminar corretamente as explicações (área mente) das percepções e autopercepções (área ambiente).

3. Os climas inibidores que resultaram na transformação incompleta do PCI em POD tendem a ser mobilizados juntamente com a mobilização e utilização do modelo. Em outras palavras, a comunicação aciona climas inibidores que ficaram acoplados ao modelo.

Patologia psicológica

São todos os procedimentos advindos da patologia estrutural e manifestados tanto nos procedimentos de criação e elaboração dos conteúdos internos como em sua posterior expressão e comunicação com o mundo externo e relacional.

Programação do quadro de urinador

O modelo de urinador é o terceiro e último modelo psicológico a ser desenvolvido ainda na fase cenestésica da teoria da programação cenestésica. Abrange o período que vai dos 8 meses até os 2,5 anos e termina com o advento do Ego, no qual o sentir, o pensar e o perceber são integrados.

É no modelo de urinador que acontece *o controle dos esfíncteres, tanto o vesical (bexiga urinária) como o estriado anal, além do controle do aparelho fonador, que, embora não seja um esfíncter, funciona como se o fosse.*

O modelo de urinador é responsável pelos mecanismos de *fantasia, devaneio, planejamento, controle, decisão e execução de ações no ambiente externo que gratifiquem necessidades ou desejos internos.*

Acoplam-se ao modelo de urinador os *climas afetivos internalizados (facilitadores ou inibidores), algumas características de aprendizado (não podemos esquecer que, nessa fase, a criança aprende uma série de procedimentos, inclusive a fala) e alguns traços marcantes de família que formarão a figura internalizada em bloco (FIB).*

Assim como o modelo de defecador, o modelo de urinador é composto de duas partes: *uma parte intimista* (fantasia, devaneio, planejamento, controle e decisão) e *uma parte relacional* (execução das ações no ambiente externo). A não resolução do modelo de urinador cria uma dificuldade na realização de *sentir prazer.* Concomitantemente ao desenvolvimento do modelo de urinador, encontra-se *a delimitação da área ambiente, ligada ao comportamento e à postura narcísica,* que veremos em separado por motivos meramente didáticos[4].

- *Rede neural somática* – Com o desenvolvimento e a mielinização do sistema nervoso central, os *esfíncteres estriados* começam a ter maior tonicidade. Em função disso, a urina passa a ser acumulada em maior quantidade na bexiga urinária. Lembremos que a bexiga urinária é formada por um músculo elástico chamado de *músculo detrusor,* cuja distensão, pelo acúmulo da urina, gera um novo tipo de tensão no mundo cenestésico, *uma tensão lenta e progressiva.* O aumento da tensão dos esfíncteres abrange o *esfíncter vesical (bexiga urinária), o esfíncter estriado anal (o esfíncter*

---

4 Para mais detalhes, ver as seguintes obras do autor: *Psicodrama: teoria e prática, Análise psicodramática: teoria da programação cenestésica* e *Psicopatologia e psicodinâmica na análise psicodramática,* v. I e V.

liso anal foi englobado no modelo de defecador) e os músculos laríngeos do aparelho fonador responsáveis pela modulação da voz, que, embora não sejam esfíncteres, funcionam como tal. Os esfíncteres estriados, diferentemente dos esfíncteres lisos, *são controlados pela vontade, tanto em seu fechamento como em sua abertura.* A criança, que até então muitas vezes liberava urina sem nem notar, passa a ter de se concentrar em seu mundo interior para soltar o esfíncter e liberar a urina e as fezes. Esse mergulho para dentro do mundo interior a fim de liberar o esfíncter liga-se a duas novas sensações, a de *controle da vontade* e a de *decisão*. Esse processo é seguido, no modelo de urinador, da passagem da urina pela uretra, processo ativo em que a parede uretral apresenta uma série muito rápida de contrações a fim de expulsar a urina, que é expelida como "pequenos pacotes", embora macroscopicamente seja vista como um jato único. Essa contração rápida da uretra provoca uma nova sensação cenestésica, uma *descarga motora rápida e prazerosa*.

Figura 8 – Formação do modelo de urinador e delimitação das áreas mente (M) e corpo (C)

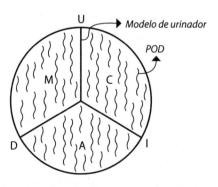

Parte intimista → Fantasia/devaneio/planejamento/controle/decisão
Parte relacional → execução

- *Rede neural psicossomática* – Nessa rede, formam-se as conexões entre as novas sensações produzidas e registradas na rede neural somática. Dessa forma, a sensação de tensão lenta e progressiva ligada à distensão causada pelo enchimento da bexiga urinária relaciona-se com uma *atividade mental cognitiva* (área mente). Lembremos que a retenção prolongada da micção desencadeia um estado de atividade mental desordenado, com dificuldade de concentração e um alto grau de distração que chamamos de *atenção flutuante,* muitas vezes confundida com os quadros de déficit de atenção. Desencadeia também uma *agitação corporal, principalmente nas pernas (área corpo),* que entendemos como um convite para a ação e a movimentação. E todo o processo de mergulho para dentro de si mesmo a fim de autorizar a abertura do esfíncter liga-se a uma sensação de *contato* íntimo *consigo mesmo.* Tais vivências vão sendo registradas em redes neurais e correspondem a ligações entre neurônios realizadas por meio de conexão entre seus milhares de dendritos e axônios e mediadas por neuromoduladores. Com essas vivências, registram-se os *climas afetivos, facilitadores ou inibidores, que já se encontram internalizados no psiquismo, fazendo parte do clima interno do indivíduo,* que permanecem atrelados ao modelo de urinador.

- *Rede neural psicológica* – Nela estão registradas as vivências relacionadas com os registros da RNS e da RNPS. As sensações ligadas à tensão lenta e progressiva (RNS) e aos aspectos cognitivos (RNPS) relacionam-se com a *fantasia,* o *devaneio* e o *planejamento.* A sensação de impedimento e controle (esfíncter) relaciona-se com o *controle da vontade*. O mergulho para dentro de si mesmo a fim de possibilitar a abertura do esfíncter relaciona-se com o processo de *decisão*. A descarga motora rápida e prazerosa liga-se ao processo de *execução*. Este se inicia após a tomada de decisão e engloba desde a saída da inércia até a conclusão da ação que gratifica o desejo ou a necessidade.

Fantasia: informa ao psiquismo o desejo ou a necessidade a ser executados.

Devaneio: produz uma antecipação mental de como será a realização do desejo ou da necessidade.

Planejamento: traz a fantasia e o devaneio para a realidade do possível e do viável a fim de realizar o desejo ou a necessidade.

Controle: permite a escolha do momento mais adequado para a ação. Caso contrário, a ação é impulsiva e, muitas vezes, inconsequente.

Decisão: é a determinação de sair da inércia e da espera para dar início ao processo de execução.

Execução: é a realização dos procedimentos e das ações no ambiente externo que gratifiquem ou resolvam o desejo ou a necessidade. Sempre prazerosa, mesmo que a tarefa não o seja. O prazer está na ação, em sair da inércia.

Dessa forma, integram-se os registros da rede neural somática, da rede neural psicossomática e da rede neural psicológica.

Programação ligada ao narcisismo

Na análise psicodramática, a patologia estrutural do narcisismo relaciona-se com a *ligação entre o modelo de ingeridor e o modelo de defecador, configurando a área ambiente responsável pela autopercepção e pela percepção externa.* Esse processo acontece no período entre 8 meses e 1,2 ano, aproximadamente, na vigência da estruturação do modelo de urinador, embora seja diferente dele. Não é uma formação de modelo, mas sim uma delimitação de área, a área ambiente. É uma patologia da área ambiente.

> ♦ *Rede neural somática* – As sensações registradas na rede neural somática referentes ao modelo de ingeridor localizam-se na boca, na faringe, no esôfago e no estômago; e aquelas referentes ao modelo de defecador localizam-se no cólon ascendente, no cólon transverso, no cólon descendente, no reto e no ânus. No nível dos registros somáticos, o intestino delgado (jejuno e íleo) é muito pouco inervado; como consequência, a *ligação entre os registros do modelo de ingeridor e os registros do modelo de defecador* não é feita pelo intestino delgado, ou seja, não é feita *no nível cenestésico.* A ligação entre o modelo de ingeridor e do defecador ocorre *por sensações produzidas pela experimentação externa.* Concluída a formação do modelo de defecador, a criança volta a atenção para o seu cocô, um conteúdo dela própria que foi depositado no mundo externo. Embora esse cocô já esteja no mundo externo, ele continua a ser sentido pela criança como uma extensão dela própria: "Esse cocô ainda sou Eu". Por uma avaliação correlata ao cocô, todos os outros objetos sólidos e tridimensionais existentes também "são

Eu". Todo esse mundo "sou Eu", "eu que fiz", "saiu de mim". Isso gera uma sensação de posse, onipotência e soberba. Nessa fase (de 1 a 1,2 ano), a criança começa a levar sistematicamente todas as coisas à boca. Não a fim de comê-las, mas de experimentá-las. *Entendemos essa experimentação como uma separação do não Eu*: ao pôr na boca esses objetos sólidos e tridimensionais, a criança descobre que o mundo circundante não é ela. Essa percepção gera uma sensação de impotência, medo e humildade. Ao mesmo tempo, permite uma grande intimidade entre a criança e o mundo externo que a rodeia.

- *Rede neural psicossomática* – Todas essas sensações (que não são cenestésicas) de experimentação e separação do não Eu e da intimidade com o ambiente externo vão ser acopladas aos climas afetivos facilitadores e inibidores experimentados pela criança. Os climas afetivos inibidores mais comuns nessa fase são os de contenção, superproteção e punição, e os climas afetivos facilitadores mais comuns são os que vão permitir à criança fazer, com os devidos cuidados, sua experimentação do mundo. Esses climas afetivos acoplam-se às vivências ligadas à experimentação do novo e do mundo. Um clima inibidor acoplado a elas pode prejudicar, amedrontar ou inibir esse indivíduo em relação a essas experimentações. Todos esses registros são feitos na rede neural psicossomática.

- *Rede neural psicológica* – A correspondência dessas sensações na rede neural psicológica relaciona-se com a ligação entre a autopercepção e a percepção externa, bem como com os sentimentos de potência, onipotência, posse, soberba e humildade em relação ao ambiente externo.

Figura 9 – Delimitação da área ambiente no desenvolvimento narcísico

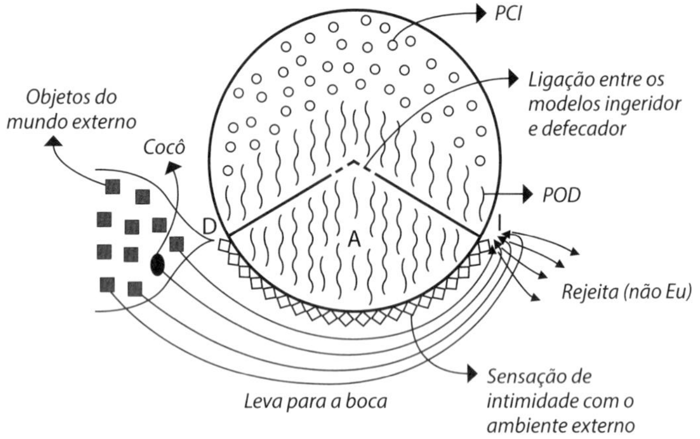

Delimitação da área ambiente
Fase cenestésica (8 meses a 1,2 ano)
Experimentação externa (pôr tudo na boca)

A patologia narcísica é oriunda de um divórcio entre a auto-percepção e a percepção externa e relaciona-se a uma ligação in-completa entre o modelo de ingeridor e o de defecador e a uma má delimitação da área ambiente[5].

Programação da figura internalizada em bloco

A figura internalizada em bloco (FIB) é incorporada em forma de sensação (não cenestésica) e permanece registrada na rede neural psicossomática no final do modelo de urinador, ainda em sua vigência. Toda a argumentação posterior da figura internalizada em bloco é feita pelo próprio indivíduo e registra-se na rede neural psicológica. Isso diferencia a FIB de uma figura de mundo interno (FMI) muito intensa, porque

---

5 Para mais detalhes, ver os volumes I, II e V desta coleção.

na FMI os argumentos são os da própria figura, que fica registrada diretamente na rede neural psicológica[6].

A FORMAÇÃO DA PRIMEIRA ZONA DE EXCLUSÃO

Após o término do modelo de urinador e o advento do Ego, ao redor de 2,5 anos, a criança já tem uma grande parte do seu psiquismo caótico e indiferenciado (PCI) transformado em psiquismo organizado e diferenciado (POD). O núcleo do Eu já está formado pelos três modelos – ingeridor, defecador e urinador –, e as três áreas já estão definidas: área mente (explicações), área corpo (sentimentos) e área ambiente (percepção e autopercepção).

Dependendo dos climas inibidores que se acoplaram durante as diversas fases, *encontramos bolsões PCI que não foram transformados em POD*. Chamamos esses bolsões de zonas de PCI, *que podem estar localizadas em um, em dois ou até nos três modelos*. A convivência das zonas de PCI com o POD causa grande instabilidade psíquica na criança, gerando a *angústia patológica* e o *processo de busca*. A primeira é a angústia resultante de conflitos gerados no mundo interno (divisão entre a zona de PCI e o POD), o segundo é a necessidade de completar o desenvolvimento psicológico; em outras palavras, transformar todo o PCI em POD.

Essa criança (de aproximadamente 3 anos) encontra-se num grande impasse: por um lado, ela quer crescer e se desenvolver, e é cobrada por isso pelo mundo externo; por outro lado, com as zonas de PCI, essa se torna uma tarefa impossível. Uma

---

6 Para mais detalhes, ler o capítulo sobre a FIB no volume V desta coleção.

possibilidade teórica seria procurar no meio onde foi criada, mas foi justamente esse meio que não lhe possibilitou os climas afetivos facilitadores de que necessitava. Outra possibilidade seria procurar em seu próprio clima internalizado, mas este já se encontra contaminado pelos climas inibidores. Assim, a solução encontrada pelo psiquismo dessa criança é *estabelecer uma relação de dependência com algum objeto (paninho, cobertorzinho, bichinho de pelúcia etc.), que passa a fazer parte do seu próprio Eu.*

Figura 10 – Formação da primeira zona de exclusão

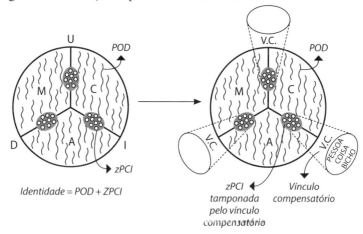

A esse tipo de relação damos o nome de *vínculo compensatório (VC), composto de uma função psicológica delegada para aquele objeto*, a qual é de:

Adoção: nas patologias do esquizoide.

Cuidado e proteção: nas patologias do ingeridor.

Avaliação e julgamento: nas patologias do defecador.

Decisão e orientação: nas patologias do urinador.

Uma vez estabelecido o vínculo compensatório, que ocorre mais comumente com um paninho, a *zona de PCI é tamponada por ele*, e a criança fica com apenas POD.

Antes, a identidade é: identidade = POD + zona de PCI.

Após a formação do VC, é: identidade = POD + paninho.

Ou: identidade = POD + VC.

Esse *objeto compensatório* pode variar com o tempo:

Objetos: paninho, patuás, cigarro, bebida, comida etc.

Pessoas: namorado(a), marido/esposa, amigos(as) etc.

Bichos: animais de estimação.

Doutrinas: religiões, doutrinas políticas e outras coisas menos comuns.

Porém, em todas elas, o *objeto de compensação é sentido como parte do Eu, e nele fica a ilusão de que a função delegada está sendo provida*. Nesse processo, *uma parte do psiquismo é sequestrada, a zona de PCI, e só vai ser recuperada com o desmonte do vínculo compensatório e a consequente catarse de integração* (nome dado por Jacob Levy Moreno, criador do psicodrama).

Esse psiquismo sequestrado fica como que congelado ou preservado no tempo, e nele estão registradas a vivência dos climas inibidores, a sensação de falta estrutural e a tensão crônica de expectativa. Tais registros também estão no POD, com a diferença de que *as vivências registradas no POD evoluem com o desenvolvimento e passam a ser apenas pano de fundo, ao passo que as vivências que permaneceram na zona de PCI são preservadas da forma como foram sentidas pelo bebê/criança*. Na análise psicodramática, damos a esse processo o nome de primeira zona de exclusão.

De acordo com a neurociência, nessa época (3 anos de idade, aproximadamente) acontece uma *grande poda neuronal*, isto é, uma grande quantidade de *conexões neuronais é extinta no cérebro*. Supomos, na teoria da programação cenestésica, que essa poda neuronal possa estar relacionada com o final da fase cenestésica (programação) e início da fase psicológica (banco de dados).

3. A fase psicológica e o conceito de identidade

A *fase psicológica* tem início após a formação da primeira zona de exclusão e passa por um período de intensa atividade que vai dos 3 anos até o final da adolescência – mais ou menos aos 18 anos – e depois continua por toda a vida, mas de forma menos intensa. A fase psicológica tem um período mais *intuitivo*, até os 6 anos de idade, aproximadamente, e depois vai se tornando gradativamente mais *dedutiva*. Lembremos que a *intuição é uma sensação ligada ao instinto de sobrevivência físico e/ou psíquico do indivíduo*.

O *conceito de identidade* se estrutura durante esse período de atividade mais intensa do indivíduo e diz respeito a tudo aquilo que ele acha sobre si mesmo, a tudo que ele acha sobre as pessoas que o rodeiam e a como ele acha que funciona o mundo. É todo o seu *conjunto de crenças e de verdades*. Funciona como *seu chão psicológico*, onde ele se apoia. É o seu *conjunto de referências*, que passa a ser consultado para tudo, desde uma mera opinião, uma conduta, um posicionamento, até grandes decisões. Uma quebra no conceito de identidade desencadeia a *síndrome do pânico,* em que o indivíduo não se consegue mais encontrar nem confiar nas suas próprias referências.

O conceito de identidade é formado no POD por dois grandes blocos de informações e vivências. Um deles é incorporado por meio da relação do indivíduo com seu mundo externo e o outro é originado pelas experiências e deduções dele no seu mundo interno. Aqueles que são incorporados do mundo externo são chamados de *figuras de mundo interno (FMI).*

A formação do conceito de identidade pode ser configurada da seguinte maneira:

1. *Modelos incorporados* – O indivíduo tende a incorporar traços de personalidade, atitudes, falas e até mesmo sentimentos das pessoas que o rodeiam, sobretudo durante a fase mais intuitiva. Essas vivências são incorporadas ou introjetadas e assimiladas no POD como se fizessem parte da pessoa. São consideradas FMI. O mais comum é que ela incorpore traços de mãe, pai, avós, cuidadoras, professoras, parentes etc., com os quais teve convívio íntimo.

2. *Conceitos morais adquiridos* – Também vão sendo incorporados e assimilados no POD e são considerados FMI. Podemos dividir os conceitos adquiridos em dois grandes grupos:

   a) *A ordem imaginada*: vivemos num mundo carregado de ficções, mitos e convenções. Desde que o *Homo sapiens* conseguiu desenvolver uma linguagem ficcional, há 70 mil anos, possivelmente, por alguma mutação que se tornou hereditária, ele teve acesso à criação de mitos e conceitos que passaram a ditar sua conduta, seu comportamento e as referências de seu bando de caçadores e coletores. A linguagem ficcional proporcionou ao *Homo sapiens* algo que nenhum animal e nenhum dos outros hominídeos que existiram na época conseguiram ter: *a linguagem ficcional permitiu ao Homo sapiens acesso* às *ficções, aos mitos e às convenções*, os quais, por sua vez, aumentaram muito a capacidade de colaboração imediata entre os indivíduos que neles acreditavam, permitindo a formação de grupos maiores e coesos com base em crenças e convenções. Hoje, a espécie que sobreviveu e reina de forma incontestável no planeta é o *Homo sapiens*, e a estrutura de ficção, mitos e convenções por ele criada foi sendo desenvolvida e aprimorada ao longo de todo esse tempo. Hoje, *não conseguimos mais separar o mundo real do mundo criado pelas convenções, baseadas em mitos e ficções.* Vivemos uma vida carregada de convenções: moramos num país (que é uma convenção), acreditamos em valores morais (outra convenção) baseados no certo e no errado (que são um mito convencionado) ditados por uma religião (que é um mito ficcional), submetemo-nos a uma série de rituais (outras convenções), usamos papéis coloridos e cartões de plástico (convenções) para comprar coisas reais, compramos um carro fabricado por uma entidade jurídica chamada de "sociedade anônima" (convenção) e temos um sistema de governo carregado de normas (convenção) baseado numa ideologia política (mito ficcional) e matamos uns aos outros com base nesses mesmos mitos convencionados. *Assim fica muito difícil separar o mundo real em que vivemos e o mundo ficcional que criamos e no qual acreditamos viver.* Tudo isso *faz parte da ordem imaginada* que é incorporada e introjetada lentamente no POD, desde a infância até a velhice, tornando-se parte importante do nosso conceito de identidade.

b) *Valores morais específicos*: junto com toda a ordem imaginada incorporada como valores morais adquiridos, são incorporados também valores específicos oriundos da família, da escola, da religião e da comunidade. Esses valores específicos podem ser diferentes para cada indivíduo, porque, embora se localizem em uma ordem imaginada global, existem milhares de ordens imaginadas, tão convencionais e ficcionais como as outras, mas específicas para cada grupo. Em outras palavras, cada família, cada religião, cada estado, cada país, cada regime político e cada comunidade têm as suas "esquisitices", seus mitos e suas convenções específicas. Esses valores adquiridos específicos, embora sejam também mitos, ficções e convenções, são incorporados no POD e fazem parte do conceito de identidade do indivíduo. São também figuras de mundo interno.

3. *Vivências do próprio indivíduo* – Tais vivências, que vão fazer parte do conceito de identidade do indivíduo, compreendem todas aquelas que de alguma forma interferem na conceituação de "Quem eu sou?", "Quem são as pessoas que me rodeiam?", "Como funciona o mundo?". Devemos focar sobretudo *as vivências (pensamentos, sentimentos, percepções, intenções etc.) que trazem algum tipo de estresse psicológico.* Entendemos os estresses

psicológicos como situações que trazem informações conflitantes, ambivalentes ou mutuamente excludentes. Por exemplo: uma mensagem em que o que é falado não é compatível com o sentido, ou em que o sentido é diferente do percebido, ou em que a atitude é carregada de uma dupla intenção etc. Alguns exemplos de situações de vida claramente estressantes são: separação dos pais, falência, desamparo, punições, injustiças, acidentes, tragédias. Tais situações diferem de indivíduo para indivíduo conforme a história de cada um, mas existem duas que quase poderíamos considerar habituais: *a mudança de padrão relacional durante a fase de triangulação (de 4 a 6 anos) e a fase de desenvolvimento da identidade sexual (de 9 a 17 anos)*.

a) *A mudança do padrão relacional*: aproximadamente entre os 4 e os 6 anos da criança acontece um fenômeno que chamamos de *triangulação*. Até essa fase, a criança tem um *padrão relacional diádico*, o que implica uma relação em corredor, dois a dois: "É a minha mãe", "É o meu pai", "É a minha professora", "É a minha avó". Não existe a noção de inclusão de que "a minha mãe" também é "a mãe do meu irmão" e "a mulher do meu pai" e de que "a minha professora" é também "a professora dos meus amigos" e de que "a minha avó" é também "mãe da minha mãe" e "avó do meu irmão". Na verdade, o que a criança não percebe é que *o amor da mãe ou do objeto de amor – uma avó, o pai ou mesmo uma cuidadora – pode ser repartido com outras pessoas*. Vamos deixar claro que o *objeto de amor* pode ser a mãe ou outra pessoa e que pode haver vários objetos de amor, isto é, várias relações diádicas. A criança, nessa fase, sempre acreditará que é a única depositária do amor do seu objeto de amor. Essa ilusão é frequente também na mãe, na substituta de mãe ou mesmo em qualquer objeto de amor, que acreditam ser os únicos depositários do amor dessa criança.

A relação diádica, cujo padrão de referência é a díade mãe-filho, implica a ilusão de amor incondicional, confiança incondicional, dedicação incondicional e unicidade. A entrada de um terceiro elemento na relação diádica quebra a ilusão de depositário único do amor, tanto da criança como da mãe ou de outro objeto de amor. Por isso, o terceiro elemento deve ser alguém que tem uma relação afetiva tanto com a mãe (objeto de amor) como com a criança; na maior parte das vezes, trata-se do pai, mas não necessariamente. A entrada do terceiro elemento na relação diádica *muda o padrão relacional, que passa a ser triangular, depois quadrangular... e depois social.*

Essa mudança de padrão relacional permite caminhar para a sociabilização e, com isso, para a noção de que "a minha mae é também a mãe do meu irmão e filha da minha avó e mulher do meu pai etc.". Ou melhor: *a minha mãe me ama assim como pode amar o meu irmão, e ama a mãe dela, que é a minha avó, que também pode amar o outro neto dela, que é o meu irmão, e amar a filha dela, que é a minha mãe.* E a minha mãe pode amar a mim e ao meu pai, que é marido dela. A mudança do padrão relacional desmonta a ilusão do amor incondicional, da confiança incondicional e da dedicação incondicional, isto é, deixa claro que o amor, a dedicação e a confiança podem estar divididos entre muitas pessoas, não sendo apenas privilégio da criança ou do seu objeto de amor. Aliás, *as relações incondicionais são ilusões do mundo infantil, sendo patológica a sua permanência no mundo adulto.*

A entrada do terceiro elemento é uma situação potencialmente causadora de estresse psicológico, pois tanto a criança como o(s) seu(s) objeto(s) de amor oferecem algum tipo de resistência, que pode ter diversos graus, desde um simples titubeio até uma completa oposição. Nesses casos, podemos dizer com segurança que a única oposição saudável parte da criança, pois para ela essa situação é desconhecida, nunca foi vivida, ela só conhece um padrão relacional, que é a relação diádica, e o medo do desconhecido é perfeitamente compreensível. Essa resistência pode levar a algum tipo de boicote:

- da mãe ou do objeto de amor: quando o objeto de amor não apoia a entrada de um terceiro elemento na relação que tem com a criança;

- do pai ou do terceiro elemento: quando este usa a oposição normal da criança como uma desculpa para não entrar na relação;

- do casal ou da dupla (objeto de amor e terceiro elemento): quando um deles ou ambos não conseguem triangular a relação e, com isso, excluem a criança.

A não triangulação, ou triangulação incompleta, vai levar a criança a ter dificuldades em seus relacionamentos sociais, afetivos e, sobretudo, amorosos. A triangulação incompleta ocasiona a permanência da ilusão de amor, dedicação e confiança incondicionais na idade adulta, além de gerar uma permanente desconfiança em relação à fidelidade do objeto de amor, uma fantasia exagerada com relação a traições e uma intensa desconfiança de poder ser verdadeiramente amado, tudo isso presente nos quadros de ciúme patológico. Todas essas vivências vão fazer parte do conceito de identidade dessa criança[7].

b) *Formação da identidade sexual* – Essa fase vai dos 9 aos 17 anos e é responsável pela formação da identidade sexual masculina (de 9 a 13 anos) e da identidade sexual feminina (de 13 a 17 anos) nos homens e pela formação da identidade sexual feminina (9 a 13 anos) e da identidade sexual masculina (13 a 17 anos) nas mulheres. A identidade sexual é o canal por onde ocorre a vazão da energia sexual via descargas orgásticas da energia sexual. É formada pela fusão dos modelos masculinos e femininos preexistentes com a identidade masculina e feminina idealizada.

Nos homens:

Identidade sexual masculina = fusão entre o modelo masculino preexistente e a identidade masculina idealizada.

Identidade sexual feminina = fusão entre o modelo feminino preexistente e a identidade feminina idealizada.

Nas mulheres:

Identidade sexual feminina = fusão entre o modelo feminino preexistente e a identidade feminina idealizada.

---

7 Ver mais sobre triangulação e ciúme patológico no livro *Análise psicodramática: teoria da programação cenestésica*, do autor.

Identidade sexual masculina = fusão entre o modelo masculino preexistente e a identidade masculina idealizada.

Esses indivíduos, tanto homens como mulheres, apresentarão, no final da formação da identidade sexual, *traços de suas famílias de origem (modelos preexistentes) e traços de escolhas pessoais de homens e mulheres admirados (identidade idealizada).* Todas essas vivências farão parte do conceito de identidade desse indivíduo[8].

4. *Conceitos do próprio indivíduo* – Trata-se de conclusões, opiniões e procedimentos traçados pelo próprio indivíduo que não foram incorporados nem da ordem imaginada nem dos valores familiares ou da comunidade. São criações e deduções próprias. Esse tipo de conceito tem tido uma tendência a aumentar, porque antes as crianças e os adolescentes não eram tão estimulados a opinar como hoje em dia. Os métodos de ensino modernos são muito mais baseados em seminários e trabalhos criativos e dedutivos do que antes, quando se baseavam no ensino convencional com aulas sem questionamento. Hoje, o questionamento por parte dos alunos é desejável e estimulado. Outro fator são as redes sociais, onde se pode escrever de maneira bastante livre as próprias opiniões, boas ou más, certas ou erradas, o que também estimula a criação de conceitos próprios. Isso tudo é registrado no POD e passa a fazer parte do seu conceito de identidade.

---

8 Ver mais sobre identidade sexual nos livros *Vínculo conjugal na análise psicodramática: diagnóstico estrutural dos casamentos* e *Psicopatologia e psicodinâmica na análise psicodramática*, v. VI e VII.

A FORMAÇÃO DA SEGUNDA ZONA DE EXCLUSÃO

Durante a formação do conceito de identidade, o psiquismo capta uma série de vivências: sentimentos, pensamentos, percepções, autopercepções, intenções e intuições, *que se chocam e se contradizem com o conceito de identidade em formatação*. Essas vivências, que entram em contradição frontal com os valores que estão sendo incorporados no conceito de identidade, causam um impasse no psiquismo, *uma condição de estresse psicológico*.

Para resolver esse impasse, o psiquismo teria duas opções: reformular o conceito de identidade ou abrir uma nova zona de exclusão. É muito difícil, quase impossível, ficar reformulando algo que ainda está sendo edificado. Portanto, a solução que o psiquismo encontra é a de *criar a segunda zona de exclusão*.

Figura 11 – Formação do conceito de identidade e da segunda zona de exclusão

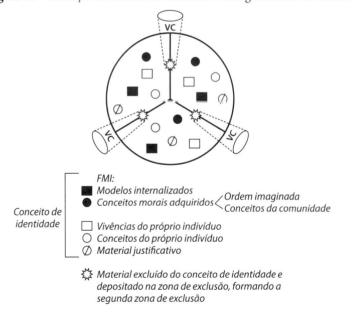

A segunda zona de exclusão é constituída basicamente por material psicológico que foi conscientizado pelo Ego e depois ficou esquecido ou apenas desencaixado do conceito de identidade. Há uma grande diferença entre a primeira zona de exclusão, constituída por material cenestésico sentido como foi vivido pelo bebê/criança até seus 2,5 a 3 anos, e a segunda zona de exclusão, constituída por material psicológico que foi vivenciado durante a fase psicológica, sobretudo, mas não apenas, durante a formação mais inicial do conceito de identidade (de 3 a 17 anos).

O material que constitui a segunda zona de exclusão é mantido excluído pela mobilização das *defesas intrapsíquicas, neuróticas, esquizoides e psicóticas,* embora os outros mecanismos de defesa do psiquismo também atuem em relação à manutenção desse material na zona de exclusão. Cada vez que o material da segunda zona de exclusão é mobilizado, por qualquer situação na vida do indivíduo, algum tipo de defesa é mobilizado para impedir que o Eu consciente entre em contato com ele, mantendo assim a estabilidade do conceito de identidade.

O material justificado

A *racionalização* é uma característica inerente do ser humano, que necessita explicar tudo que acontece e o mundo que o rodeia. Essa necessidade abrange aquilo que é possível ser explicado e também o que não é. Para explicar o "não explicável", inventam-se o misticismo e as religiões.

Algumas vezes, a racionalização é utilizada como uma forma de defesa psicológica, como justificativa para vivências, atos e intenções que, apesar de se chocar com o conceito de identidade, podem ser "aceitos", com a devida justificativa, e, em vez de ser excluídos na segunda zona de exclusão, podem ficar no próprio POD. Esse material é chamado de *material justificado*. O material justificado faz parte do conceito de identidade do indivíduo.

Fase de acomodação psicológica

A fase de acomodação psicológica é a situação na qual tanto a *angústia patológica como o processo de busca* se apresentam em sua menor intensidade. Ela é alcançada graças à estruturação da primeira zona de exclusão e do vínculo compensatório correspondente.

RESUMO DA TEORIA DA PROGRAMAÇÃO CENESTÉSICA

FASE CENESTÉSICA – do período intrauterino até 2,5 anos.

- Transformação do psiquismo caótico e indiferenciado (PCI) em psiquismo organizado e diferenciado (POD).
- POD composto de três modelos (ingeridor, defecador e urinador) e de três áreas (mente/explicações, corpo/ sentimentos e ambiente/percepção e autopercepção).
- Transformação incompleta de PCI em POD, que gera zonas de PCI, provocando angústia patológica e dando início ao processo de busca.
- Formação da primeira zona de exclusão, composta de sensações, aproximadamente aos 3 anos de idade. Zonas de PCI são tamponadas pelos vínculos compensatórios (mecanismo de defesa).
- Poda neural, aos 3 anos de idade, aproximadamente.

FASE PSICOLÓGICA – dos 3 anos aos 17 anos, aproxima-damente, e depois com menos intensidade pelo resto da vida.

- Formação do conceito de identidade, composto de:
  - modelos internalizados (figura de mundo interno);
  - conceitos morais adquiridos: a ordem imaginada e valores da própria comunidade (figuras de mundo interno);
  - vivências do próprio indivíduo;
  - conceitos do próprio indivíduo.
- Material justificado: permanece no POD graças às racionalizações e às justificativas (mecanismos de defesa).
- Formação da segunda zona de exclusão, composta de material psicológico e protegida por defesas intrapsíquicas e outras defesas do psiquismo.
- Segunda poda neural, no fim da adolescência.
- Estabelecimento da fase de acomodação psicológica, com baixa angústia patológica e abrandamento do processo de busca.

4. A identidade de gênero e os modelos preexistentes[9]

Nos trabalhos anteriores, dividi o desenvolvimento da identidade sexual em *sexualidade* e *identidade sexual*, em que a sexualidade era o aspecto orgânico, controlado pelos hormônios e ligado à energia sexual, tanto para machos como para fêmeas, e a identidade sexual era os aspectos psicodinâmicos ligados ao desenvolvimento das identidades sexuais masculina e feminina tanto nos homens como nas mulheres. Com os avanços nas pesquisas genéticas ligadas à área sexual, gostaria de ampliar essa divisão conceitual.

Nesta nova divisão conceitual, vamos dividir a identidade sexual em três categorias, em vez das duas anteriormente citadas:

---

9 Este capítulo é um acréscimo ao tema do desenvolvimento da identidade sexual, tratado nos Capítulos 4, 5 e 6 do livro *Vínculo conjugal na análise psicodramática: diagnóstico estrutural dos casamentos* e no item "A fragmentação da identidade sexual" do volume VI desta coleção (p. 159-167), ambos do autor.

1. O sexo anatômico e fisiológico ditado pela herança cromossômica, em que os indivíduos XY são do sexo masculino e os indivíduos XX são do sexo feminino.
2. O gênero, em que existe comprovadamente uma influência genética que sofre uma influência ambiental e em que encontramos uma diferença no funcionamento psicológico e comportamental entre homens e mulheres.
3. A identidade de gênero, derivada dos aspectos psicodinâmicos e ambientais da criação de indivíduos em determinada cultura e época. Isso engloba o significado do masculino e do feminino nessa cultura.

O sexo anatômico e fisiológico: há muito tempo as pesquisas genéticas já confirmaram, de forma categórica, que uma pessoa do sexo masculino recebe um cromossomo X da mãe e um cromossomo Y do pai, sendo, portanto, XY, e que uma pessoa do sexo feminino recebe um cromossomo X da mãe e um cromossomo X do pai, sendo, portanto, XX. Na ausência do cromossomo Y, o desenvolvimento genético embrionário e a formação da genitália se encaminharão para o sexo feminino. A presença do cromossomo Y direciona o desenvolvimento genético embrionário e a formação da genitália para o sexo masculino.

O gênero: na década de 1990, uma equipe comandada pelo geneticista britânico Peter Goodfellow descobriu que um único gene, denominado SRY, localizado no cromossomo Y, é o regulador-mestre da diferenciação masculina no embrião. As pesquisas sobre o gene SRY revelaram uma série de fatores que determinam o estabelecimento dos gêneros feminino ou masculino e que podem contrariar a própria herança cromossômica. Uma das mais importantes e significativas, descoberta por

Gerald Swyer e, por isso, denominada síndrome de Swyer, mostrou que determinadas mulheres, em termos tanto biológicos como psicológicos, tinham na verdade uma composição cromossômica XY em todas as suas células. Eram mulheres, sentiam-se e comportavam-se como mulheres, mas cromossomicamente eram homens. Descobriu-se que, na síndrome de Swyer, o gene SRY estava desativado, o que determinava que um genótipo masculino (XY) se desenvolvesse como se fosse feminino, inclusive com uma genitália feminina. As mulheres com a síndrome de Swyer tinham uma genitália feminina e psicologicamente se identificavam como mulheres; na época do desenvolvimento das características sexuais secundarias do sexo feminino, sobretudo as mamas e a atividade ovariana, necessitavam de uma pequena complementação de estrógeno. Uma pesquisa posterior ajudou a esclarecer, de forma mais categórica, a influência do gene SRY: em ninhadas de camundongos fêmeas (XX), foram inseridas cópias do gene SRY. Os camundongos desenvolveram pênis e testículos, assim como o comportamento masculino de montar as fêmeas, embora seus cromossomos fossem XX (fêmeas). Uma síndrome de Swyer ao contrário.

Nas décadas de 1970 e 1980, houve uma corrente de pensamento bastante forte que tratava da recategorização sexual. Postulava-se que o gênero era basicamente formado pelos aspectos ambientais e culturais. Em decorrência disso, vários meninos que nasceram com deformidades genitais ou genitálias ambíguas foram castrados e criados como mulheres, embora cromossomicamente fossem homens (XY). Os resultados foram bastante ruins e, em alguns casos, até mesmo catastróficos. Essas crianças não se adaptaram a uma criação feminina e ficaram psicologicamente desorganizadas. Ao mesmo tempo, observava-se que indivíduos masculinos (XY) que escolhiam, deliberada e conscientemente, na adolescência ou na vida adulta, assumir uma identidade, um comportamento e até mesmo modificações corporais que os identificassem como mulheres se sentiam confortáveis com essa situação, apesar dos preconceitos. É o caso dos *kathoey*, na Tailândia, dos *hijas*, no Nepal, e dos vários indivíduos transexuais em todo o mundo. Em indivíduos masculinos (XY) que foram castrados e criados como femininos sem concordarem explicitamente com isso, os resultados foram danosos; ao mesmo tempo, aqueles que escolheram essa identidade e esse comportamento, incluindo ou não a castração, apresentaram um resultado psicológico muito mais equilibrado.

Pesquisas posteriores identificaram que o gene SRY atuava em forma de cascata, ativando ou reprimindo uma gama de outros genes. Estes, influenciados pelo SRY, participavam da integração do Eu com o ambiente no que diz respeito à produção hormonal, ao comportamento, à forma de se apresentar ao mundo, ao comportamento social e ao papel cultural. Em resumo, na interação entre os aspectos genéticos e os ambientais, podemos ter aspectos causados por fenômenos epigenéticos. Essas evidências, entre outras, acabaram apontando para a conclusão de que o gênero é determinado por uma interação genética (gene SRY e a cascata gênica) e pelo ambiente externo (psicodinâmica individual e comportamentos culturais).

A identidade de gênero: é como o indivíduo vê sua identidade sexual na sociedade em que vive. Podemos dizer que a identidade de gênero é fruto da criação, dos aspectos psicodinâmicos do indivíduo e do ambiente social que ele vive. É considerada eminentemente psicológica e segue os esquemas já mencionados por mim em outros livros, anteriormente citados (veja a nota 9, p. 61).

EVOLUÇÃO DA IDENTIDADE SEXUAL: OS MODELOS MASCULINOS E FEMININOS PREEXISTENTES

A criança tende a adquirir os modelos masculinos e femininos durante a sua infância. Entre os 4 e os 8 anos de idade, aproximadamente, ela copia e incorpora esses modelos, em especial dos pais ou de seus substitutos. É bastante comum crianças dessa idade fazerem uso de roupas, objetos, atitudes e falas dos pais ou dos adultos próximos: vestir suas roupas ou seus sapatos, experimentar seus perfumes, brincar com panelas, fingir que dirige um automóvel, maquiar-se ou representar o ato de se barbear. Essas brincadeiras são feitas tanto por meninos como por meninas. É comum, por exemplo, ver uma menina tentando fazer a barba como o pai ou um menino passando batom igual à mãe. Isso não indica preferências sexuais, como alguns pais pensam com alarme, apenas mostra que essa menina está incorporando modelos masculinos e esse menino está incorporando modelos femininos. A incorporação desses modelos vai se estruturar e se tornar o modelo masculino preexistente e o modelo feminino preexistente para os meninos e para as meninas. *Tanto meninos como meninas incorporam os dois modelos, que vão servir de substrato para a formação da identidade sexual após a puberdade.*

Em um passado não muito distante (e, inclusive, ainda hoje em alguns países do mundo), os modelos de homem e de mulher eram extremamente bem definidos, existindo claramente "coisas de homem" e "coisas de mulher", e a educação determinava, de forma rígida, que meninos deveriam imitar "coisas de homem" e meninas, "coisas de mulher". As crianças que desobedecessem de alguma forma a essas normas eram criticadas ou até mesmo reprimidas.

Nas décadas de 1950 e 1960, no pós-guerra, foi iniciado um movimento feminista que reivindicava *direitos iguais para homens e mulheres.* Esse movimento cresceu, alastrou-se e tornou-se abrangente, influenciando a maior parte dos países do mundo. Teve menos repercussão nos países da África, do Oriente Médio e em alguns países da Ásia. Infelizmente, ocorreram deturpações nesse grande movimento: *a reivindicação de direitos iguais para ambos os sexos acabou por se confundir com a de que os sexos são iguais. Uma coisa é reivindicar direitos iguais para os sexos e outra coisa muito diferente é achar que os sexos masculino e feminino são iguais! Essa confusão que vem acontecendo tem trazido consequências bastante graves na formação da identidade sexual de homens e mulheres.*

Essa confusão entre direitos iguais e sexos iguais tem acarretado situações sociais radicais. O resultado desse radicalismo é que hoje as crianças muitas vezes são educadas para ignorar a existência de "coisas de homem" e "coisas de mulher", sendo frequentemente censuradas ou até mesmo punidas se não obedecerem a essa orientação.

Como descrito no início do capítulo, não devemos confundir gênero (que tem uma carga genética e ambiental) com identidade de gênero (com apenas cargas ambientais e culturais).

Esse radicalismo tende muitas vezes *ignorar o gênero (homem e mulher) e atropelar, instituir e mesmo impor precocemente a identidade de gênero (o que se entende culturalmente por masculino e feminino).*

Para contornar esse radicalismo, na análise psicodramática é instituída a premissa de que *os direitos de homens e mulheres devem ser iguais, mas que existe um "jeito de homem" e um "jeito de mulher" para exercer esses direitos e para se fazer as mesmas coisas.* Ao substituir os termos "coisas de homem" e "coisas de mulher" por "jeito de homem" e "jeito de mulher" de se fazer as mesmas coisas, levamos em conta as diferenças ligadas ao *gênero (homem e mulher)*, mas evitamos as posturas preconceituosas.

Nas nossas observações clínicas, nos processos de psicoterapia temos notado uma ambiguidade entre o ser homem e o ser mulher, que prejudicou a incorporação dos modelos masculino e feminino preexistentes de forma clara e não ambígua. *Os modelos masculinos e femininos preexistentes passaram a ser incorporados pelas crianças de forma indefinida, não diferenciada e ambígua!*

O bloqueio dos modelos preexistentes

Os modelos preexistentes podem sofrer algum tipo de bloqueio, pela criança, pelos mais diferentes motivos. Esse bloqueio, que pode ser parcial ou total, ocorre quando a criança, na impossibilidade de confrontar o adulto (pai, mãe ou seus substitutos) na vivência real, passa a confrontá-lo no seu mundo interno. A criança briga com o modelo ou com traços do modelo: "Não quero me parecer com você quando crescer", "Não aceito me parecer com esse seu lado", "Desprezo esse seu jeito de ser" etc.

As motivações para essa briga com o modelo podem ser de vários tipos: uma hostilidade do modelo com a criança, uma desvalorização constante desse modelo por outras pessoas ("Você nunca deve parecer com seu pai", "Você nunca deve ser igual à sua mãe", "Seu pai é um fracassado", "Sua mãe é uma submissa" etc.), um abandono ou descaso do modelo para com a criança etc. Uma vez bloqueado o modelo preexistente, ele vai impedir, de forma incompleta ou até mesmo completa, a fusão com os modelos masculino e feminino idealizados, tanto nos rapazes como nas moças, prejudicando a formação das identidades sexuais masculina e feminina em ambos.

Dentro da teoria da formação da identidade sexual, da análise psicodramática, identificamos que:

O modelo masculino e feminino indiferenciado ou com pouca diferenciação (em que ser homem ou ser mulher é quase a mesma coisa) não bloqueia o modelo incorporado, mas cria uma situação de indefinição em relação aos modelos masculinos ou femininos.

O modelo masculino e feminino preexistente indefinido não bloqueia a formação da identidade sexual, mas *gera uma identidade sexual indefinida.* Não vai impedir a fusão com as identidades masculina e feminina idealizadas, mas as identidades sexuais masculina e feminina acabam sendo indefinidas. "Tanto faz me relacionar com homem ou com mulher", "Sinto atração por qualquer um dos sexos", "Não sei bem o que é me comportar como homem ou como mulher" etc. Essa situação é a que temos observado nos adolescentes e adultos jovens atuais dentro dos processos psicoterápicos.

Lembremos que *a identidade sexual masculina e feminina é resultado da fusão entre os modelos masculino e feminino com a identidade masculina ou feminina idealizada (escolha do próprio indivíduo) com os modelos masculino e feminino preexistentes.*

Resumo

No homem:

- Modelo masculino preexistente + identidade masculina idealizada (projetada no grande amigo) = identidade sexual masculina bem definida.

- Modelo masculino preexistente bloqueado ou parcialmente bloqueado + identidade masculina idealizada = identidade masculina mal definida (retida total ou parcialmente na fase homossexual).
- Modelo masculino preexistente indiferenciado + identidade masculina idealizada = identidade sexual masculina mal definida.
- Modelo feminino preexistente + identidade feminina idealizada (projetada na primeira namorada) = identidade sexual feminina (encaixe e sintonia para com o sexo feminino bem definidos).
- Modelo feminino preexistente bloqueado ou parcialmente bloqueado + identidade feminina idealizada = identidade feminina mal definida (pouco encaixe e pouca sintonia com o sexo feminino) (retida total ou parcialmente na fase de transição).
- Modelo feminino preexistente indiferenciado + identidade feminina idealizada = identidade sexual feminina mal definida (sintonia indiferenciada ou pouco diferenciada para com o sexo feminino).

Na mulher:
- Modelo feminino preexistente + identidade feminina idealizada (projetada na grande amiga) = identidade sexual feminina bem definida.
- Modelo feminino preexistente bloqueado ou parcialmente bloqueado + identidade feminina preexistente = identidade sexual feminina mal definida (retida total ou parcialmente na fase homossexual).
- Modelo feminino preexistente indiferenciado + identidade feminina idealizada = identidade sexual feminina mal definida.

- Modelo masculino preexistente + identidade masculina idealizada (projetada no primeiro namorado) = identidade sexual masculina (encaixe e sintonia para com o sexo masculino bem definidos).
- Modelo masculino preexistente bloqueado ou parcialmente bloqueado + identidade masculina idealizada = identidade masculina mal definida (pouco encaixe e pouca sintonia para com o sexo feminino).
- Modelo masculino indiferenciado + identidade masculina idealizada = identidade sexual masculina mal definida (sintonia indiferenciada ou mal diferenciada para com o sexo masculino).

TRATAMENTO[10]

Tratamento da identidade sexual indiferenciada:

1. Identificação dos preconceitos, censuras e até mesmo proibições para se identificar tanto com os modelos masculinos como com os femininos de forma mais definida.
2. Levantamento de quem foram os modelos preexistentes masculinos e femininos.
3. Ajudando o cliente a diferenciar o "jeito dos homens" e o "jeito das mulheres".

---

10 O tratamento psicoterápico dos bloqueios da identidade sexual está descrito no livro *Vínculo conjugal na análise psicodramática: diagnóstico estrutural dos casamentos*, do autor. Ver também, sobre o assunto, o volume VI desta coleção.

5. A psicoterapia virtual no enfoque da análise psicodramática

Nos últimos anos, temos observado um aumento significativo das *psicoterapias virtuais*. Embora ainda haja poucos dados disponíveis para uma avaliação mais profunda da sua eficácia, já é possível fazer algumas observações iniciais. Na análise psicodramática, temos observado algumas vantagens e inúmeras desvantagens.

Consideramos vantagens da psicoterapia virtual:

1. Facilita bastante o atendimento, na medida em que toda logística com o deslocamento exigido nas psicoterapias presenciais é eliminada ou bastante reduzida.
2. Pode ser uma psicoterapia mais barata, na medida em que o terapeuta não necessita de acomodações físicas mais complexas, como consultórios ou clínicas. Apenas uma sala, dentro da própria casa, é suficiente. Chamamos isso de *enquadre flexível*.

3. Permite a clientes que viajam muito ou que tenham de passar algum tempo fora, em outros estados ou mesmo outros países, dar continuidade à psicoterapia.

Consideramos desvantagens da psicoterapia virtual:

1. A continência externa fica bastante diminuída, sobretudo quando o cliente necessita de medicação, interferência ou vigilância familiar, de amigos ou de instituições e, até mesmo, de internação psiquiátrica.
2. A aplicação de técnicas dramáticas, como técnicas de espelho, principalmente com questionamento, cenas de descarga, cenas triangulares, átomo de crise e átomo familiar e cenas de dinâmicas compulsivas, fica bastante prejudicada.
3. O clima terapêutico, que dá sustentação ao processo psicoterápico, principalmente quando são mobilizadas tanto as defesas intrapsíquicas quanto outros mecanismos defensivos, tende a ser mais tênue na psicoterapia virtual.
4. Os mecanismos defensivos são acionados quando se mobilizam conteúdos das zonas de exclusão (tanto da primeira como da segunda). O conflito com o material das zonas de exclusão é responsável pelo surgimento de angústia patológica, e sempre que esse material excluído é mobilizado na psicoterapia o psiquismo se defende utilizando seu arsenal de medidas defensivas (defesas intrapsíquicas, defesas dissociativas, defesas projetivas, distúrbios funcionais, defesas somáticas e defesas de evitação). Nessas situações, a aliança terapêutica é afrouxada ou até mesmo rompida, sendo o processo mantido principalmente pelo clima terapêutico até

podermos desmontar a defesa e retomar a aliança terapêutica. Esse processo todo é de difícil abordagem nas psicoterapias virtuais, tanto pela execução das técnicas indicadas como pela redução do clima terapêutico. Na psicoterapia presencial, o clima terapêutico é reforçado a cada sessão.

5. O enquadre flexível é uma vantagem que pode virar uma desvantagem. Na análise psicodramática, utilizamos o termo *setting terapêutico* para designar a relação terapeuta-cliente. Essa relação pode ser acionada em qualquer lugar, bastando para isso que o terapeuta ou o cliente se posicione com seu respectivo papel. Por exemplo: numa situação social em que ambos estejam presentes, eles estão em seus papéis sociais. Se por acaso o cliente chama o terapeuta de lado e lhe confidencia algo a respeito da terapia, ele está se posicionando como cliente e obrigatoriamente o terapeuta tem de se posicionar como terapeuta; e vice-versa, se o terapeuta toma essa atitude, o cliente tem de se posicionar como cliente. Ambos saíram de seus papéis sociais, e o *setting* terapêutico foi instalado. Portanto, o *setting* terapêutico pode se instalar em qualquer lugar; já o enquadre é diferente.

Chamamos de *enquadre* o ambiente convencionado por ambos onde o *setting* é instalado. Nas psicoterapias presenciais, o enquadre é geralmente o consultório do terapeuta. A grande importância do enquadre é o aquecimento que ele proporciona para as posturas reflexivas de que a psicoterapia necessita. O simples fato de estar no enquadre convida, estimula e até obriga ambos, terapeuta e cliente, a assumir seus respectivos papéis. No enquadre flexível, esse aquecimento pode ser muito mais difícil, favorecendo e permitindo à relação terapeuta-cliente desfocar para assuntos menos importantes e, dessa forma, o *setting* não se instala ou o faz de forma precária.

INDICAÇÕES E CONTRAINDICAÇÕES DA TERAPIA VIRTUAL NA ANÁLISE PSICODRAMÁTICA

A análise psicodramática é uma psicoterapia profunda que penetra no mundo intrapsíquico e trabalha com o universo relacional, com o universo relacional incorporado (intrapsíquico) e com o universo relacional incorporado e projetado (intrapsíquico e relacional). Sua área são as angústias patológicas, as angústias circunstanciais e as angústias existenciais.

Privilegiamos sempre a indicação de psicoterapia presencial, pois não sabemos de antemão que profundidade esse processo vai atingir. Utilizamos a psicoterapia virtual sobretudo nos casos em que:

1. O cliente já faz terapia presencial e necessita viajar por um período mais longo. Nessa situaçao, o atendimento por sessões virtuais impede que o intervalo psicoterápico seja muito longo.

2. O cliente inicia a psicoterapia presencial e muda de local de residência (cidade, estado ou país), mas tem condições de comparecer a sessões presenciais ocasionais. Nessa situação, utilizamos a psicoterapia virtual intercalada com sessões presenciais. Com isso, reforçamos o clima terapêutico e podemos utilizar técnicas mais complicadas durante as sessões presenciais.

3. Quando a psicoterapia caminha sobretudo por sonhos, desde que permeada com sessões presenciais. Mesmo a psicoterapia baseada na decodificação dos sonhos necessita de algumas sessões mais convencionais. Não devemos esquecer que os sonhos mobilizam tanto materiais como climas emocionais que estavam excluídos, e seu afloramento muitas vezes acarreta a mobilização de mecanismos defensivos.

Contraindicamos psicoterapia virtual nos seguintes casos:

1. Quando cliente apresenta uma patologia mais grave e necessita de acompanhamento psiquiátrico e medicamentoso constante. É muito difícil, praticamente impossível, administrar um surto psicótico, um surto esquizomorfo (muitas vezes desencadeado pelo uso de drogas), um surto maníaco, uma ameaça de suicídio etc. na psicoterapia virtual. É também bastante complicado forçar o cliente a procurar ajuda qualificada ou psiquiátrica, e muitas vezes o terapeuta virtual se torna refém do bom senso ou do grau de saúde do cliente que ainda esteja preservado. É muito difícil prognosticar com antecedência a eclosão desse tipo de crise, principalmente se o cliente estiver no exterior, onde a falta de referência da família, de amigos e do próprio país de origem pode predispor esse tipo de crise.

2. Em crianças, porque na psicoterapia infantil o mais importante é o clima terapêutico (aceitação, proteção e continência), que, como já dissemos, é muito mais difícil de ser instalado e mantido nas psicoterapias virtuais do que nas presenciais. Lembremos que o clima terapêutico

é proporcionado pelo contato com o terapeuta e de responsabilidade exclusiva deste. Ressaltamos, porém, que muitas vezes a orientação dos pais pode ser feita de forma virtual para maior facilidade deles.

Temos observado que os atendimentos virtuais apresentam um resultado satisfatório em psicoterapias mais superficiais nos quais o trabalho abrange sobretudo as angústias circunstanciais e o enfoque terapêutico é trabalhar com a parte sadia do cliente. É o caso das psicoterapias breves e das psicoterapias focais, em que se trabalha basicamente com aconselhamento e com o reforço da parte sadia do cliente, sem focar nas angústias patológicas e no trabalho intrapsíquico. É o caso também de psicoterapias cognitivas comportamentais, que trabalham com um roteiro diferente do da análise psicodramática. É também o caso das psicoterapias de apoio, em que o terapeuta se posiciona mais como um conselheiro qualificado do que como terapeuta propriamente dito.

6. Sentimentos corretivos e desejo de reconhecimento

OS SENTIMENTOS CORRETIVOS

Como dito no Capítulo 3 sobre a formação do conceito de identidade, verificamos que, com os conceitos morais adquiridos, é incorporada toda a *ordem imaginada* que determina as condutas e o comportamento do indivíduo e da própria sociedade em determinado tempo de determinada cultura.

A ordem imaginada é o conjunto ficcional de uma série de mitos, convenções e critérios consensuais e aprimorados pelos seres humanos desde a revolução cognitiva, há 70 mil anos, que serve como uma *referência básica* para o comportamento do indivíduo e o funcionamento da sociedade de que ele faz parte. A incorporação de toda a ordem imaginada no conceito de identidade gera uma *expectativa de comportamento em relação aos outros, à sociedade e a si próprio.*

Dessa maneira, podemos dizer que nossa principal referência de comportamento nada mais é do que uma expectativa de que todos cumpram as convenções estipuladas e acreditem nos mitos ficcionais consagrados pelo tempo e pela cultura. Esperamos que as pessoas acreditem no dinheiro (convenção), que tenham uma religião (mito ficcional), que cumpram as leis (convenções), que respeitem as normas de trânsito (convenções), que se comuniquem mediante determinado idioma (convenção), que tenham ideais (mitos ficcionais), que acreditem numa vida após a morte (mitos ficcionais) etc.

A ordem imaginada é um mundo formado de mitos ficcionais e convenções abrangentes, mas não é o mundo real. O mundo real não tem nenhuma obrigação de corresponder à ordem imaginada nem de acatá-la. Dessa forma, vivemos num mundo comportamental cujo equilíbrio é bastante tênue, pois a qualquer momento o mundo real pode "desobedecer" ao mundo imaginado, com seus mitos consagrados pelo tempo e com suas convenções abrangentes. *Quando o mundo real desobedece à ordem imaginada, a expectativa de comportamento é bruscamente posta em xeque e, desse confronto, surgem a angústia circunstancial e a angústia existencial.* O que acontece se o mundo parar de acreditar no dinheiro (convenção) e passar a aceitar somente trocas materiais e palpáveis pelos seus produtos (mundo real)? O que acontece se o governo (convenção ficcional) desvalorizar o dinheiro (virtual) das minhas aplicações financeiras (convenções ficcionais)? Como vou sobreviver (mundo real)?

E se as citações de Hegel, "Não foram os deuses que criaram os homens e sim os homens que criaram os deuses", estiverem certas? Devo ou não me explodir (mundo real) para matar os infiéis (convenção) e ir para o Paraíso de Alá (mito ficcional)? Se não existir vida eterna, Céu e Inferno (mitos ficcionais), como conduzirei a minha vida (mundo real)? E se as pessoas pararem de obedecer às regras de trânsito (convenções), como vou me deslocar pela cidade (mundo real)? E se o certo e o errado (convenções ficcionais) não valerem mais, como vou me comportar na relação com os outros indivíduos?

Como vocês podem verificar, a lista é imensa e muito, muito abrangente. Qualquer dessas situações, independentemente do seu grau de intensidade, vai se chocar com o mundo real e frustrar, em maior ou menor grau, a expectativa de comportamento, gerando angústia circunstancial ou angústia existencial (projeto de vida). Essa frustração de expectativas gera os *sentimentos corretivos*. O nome decorre da função que determinados sentimentos desempenham na estrutura psicológica do indivíduo, por exemplo:

- Desilusão – a desilusão só ocorre em situações nas quais havia ilusão.
- Desencanto – o desencanto só ocorre em situações nas quais havia encanto.
- Decepção – a decepção só ocorre em situações nas quais havia esperança.
- Descrença – a descrença só ocorre em situações nas quais havia crença.
- Frustração – a frustração só ocorre em situações nas quais havia expectativa.

É o mesmo caso do desmerecimento, do descaso, da desavença e de muitos outros.

A desilusão corrige a ilusão, o desencanto corrige o encanto, a descrença corrige a crença, a frustração corrige a expectativa e assim por diante. Em outras palavras, os sentimentos corretivos corrigem a expectativa gerada pela ordem imaginada e colocam o indivíduo em contato com o mundo real.

Para fins de diagnóstico, há duas oportunidades em que esses sentimentos são acionados:

1. Quando são vivenciados como *consequência* de uma perda de expectativa, esperança etc. Nesse caso, são sentimentos que decorrem de uma sequência psicodinâmica na vida do indivíduo.

2. Quando são vivenciados como *correção* de falsos sentimentos de expectativa, ilusão, crença etc. Nesse caso, são chamados de *sentimentos corretivos*, pois corrigem e chamam para a realidade o indivíduo que estava fantasiando ou idealizando algum tipo de situação. Nessas ocasiões, embora seja desagradável, o sentimento é *saudável*. A doença se localiza na fantasia e na idealização, que lhe permite criar ilusões, crenças, expectativas etc.

A grande importância da correção da expectativa criada pela ordem imaginada é a de colocá-lo em contato com o mundo real sem, contudo, deixar de reconhecer a importância dessa ordem para que o convívio social possa existir da forma mais harmônica possível. Lembremos que a *saúde mental é a capacidade de integrar um dos braços do binômio (certo e errado/ ordem imaginada) ao outro braço (querer e poder/mundo real).*

Essa diferenciação é fundamental na medida em que, normalmente, o terapeuta acaba por "trabalhar" os sentimentos de frustração, desencanto, decepção, descrença etc. como se fossem a doença, sem avaliar que, muitas vezes, a doença a ser trabalhada é a ilusão, a expectativa, a crença, a esperança calcadas em bases fantasiosas ligadas à expectativa gerada pela ordem imaginada, e não a bases mais sólidas e realistas calcadas no mundo real.

Estamos tão acostumados a viver e conviver com o mundo da ordem imaginada que tendemos a achar que ele é o verdadeiro mundo real e, por outro lado, que o verdadeiro mundo real é apenas uma distorção do que achamos ser o "mundo real" (mundo da ordem imaginada). Por exemplo: quando andamos de carro por uma grande cidade, como São Paulo, acabamos por achar que o mundo real são as avenidas, os viadutos, as regras de trânsito, as placas que permitem ou não estacionar, as calçadas, os jardins, os parques etc. Na verdade, no mundo real, posso ir a todos os lugares aonde meu carro consiga ir. O resto é apenas convenção.

O mundo real é o mundo do querer e poder, é o mundo da sobrevivência. O mundo do certo e do errado, do permitido e do proibido, das leis e das normas é o mundo da ordem imaginada, que organiza e orienta o mundo real para o convívio em sociedade e a colaboração entre os indivíduos. A saúde mental está em poder conjugar os dois braços deste binômio: querer e poder/ certo e errado.

É importante lembrar sempre que a *angústia circunstancial* pode ser mobilizada por:

1. Uma situação causada por um evento traumático advindo do ambiente externo. Por exemplo: perda do emprego, doença, reveses financeiros etc.
2. Uma quebra de expectativa interna, criada pela incorporação da ordem imaginada, em relação ao mundo externo. Por exemplo: achar que o corretor de imóveis é confiável (ordem imaginada) e, ao ter um prejuízo, perceber que ele estava apenas interessado na própria comissão (mundo real), sofrendo uma desilusão (sentimento corretivo).

A NECESSIDADE DE RECONHECIMENTO

No Capítulo 1 do volume V desta coleção, tratei dos critérios motivacionais da vida e, agora, gostaria de ampliar um deles, o critério da vontade, que faz parte do binômio necessidade/vontade. Lembremos que, embora possamos identificar inúmeros critérios motivacionais na vida, na realidade todos eles derivam de apenas dois: ou somos movidos pelas necessidades ou somos movidos pelas vontades.

Movidos pela necessidade: as principais motivações que encontramos derivam da necessidade de abrigo, alimentação e segurança. Nesse âmbito está a necessidade de ganhar a vida, por meio de uma profissão, de um ofício ou de algum tipo de ganho que permita a subsistência e suas derivações. São coisas de que o indivíduo realmente *precisa*, independentemente de gostar ou não disso. Em situações de crise, as necessidades ficam mais evidentes, mostrando que muitas vezes ele e a própria sociedade criam uma série de "necessidades" supérfluas.

Movidos pela vontade: nesse quesito, precisamos avaliar dois aspectos: as vontades propriamente ditas e o desejo de reconhecimento. As *vontades propriamente ditas* são as situações em que o indivíduo faz coisas para satisfazer suas vontades, e não suas necessidades, que podem ir desde tomar um simples sorvete até fazer uma enorme viagem. São situações em que a vontade é o verdadeiro motor da ação ou da situação. Nesses casos, sua satisfação acontece quando o desejo é realizado. O *desejo de reconhecimento e valorização entre seus pares e seus iguais* é um dos maiores motores que movem um indivíduo, superando suas necessidades e até mesmo a morte. Muitos são capazes de assumir riscos enormes e até pôr em risco a própria vida em função do prestígio e do reconhecimento.

Platão, em *A república*, publicada em 375 ou 374 a.C., cita que a alma tem três partes: o desejo, a razão e o *thymos* (espírito). O *thymos* seria o fator responsável por esse investimento no próprio Eu, que é um desejo de reconhecimento, uma forma de autoafirmação ligada à autoestima, e que pode ser denominada orgulho timótico. O que realmente satisfaz os seres humanos não é a prosperidade material, mas sim o reconhecimento de seu *status* e da sua dignidade.

Essa luta pelo reconhecimento, citada por Hegel, é o motor da história, fazendo que povos inteiros se envolvam em disputas e até mesmo em guerras para afirmar seu desejo de ser reconhecidos. Em nosso cotidiano, podemos observar isso na aquisição de objetos de grife, nos produtos de *status*, como carros, honrarias, relógios sofisticados, bolsas caríssimas etc. E também em aventuras como escalar uma montanha (por exemplo, o Everest) e participar de jogos competitivos como regatas, ralis, torneios etc., que não trazem muitas vezes nenhum ganho material, mas seguramente levam ao reconhecimento entre os pares. A satisfação, nesses casos, é a realização do desejo de ser reconhecido.

O critério motivacional da vida vontade × necessidade varia bastante conforme a fase dos indivíduos. A necessidade prevalece, em geral, nos mais jovens, que necessitam conquistar um lugar na sociedade, um currículo profissional e algum tipo de patrimônio. A vontade tende a prevalecer nos mais velhos, que já conquistaram esses quesitos e podem exercitar, com maior folga, suas vontades. Já o desejo de ser reconhecido acompanha a pessoa em todas as fases da vida.

7. A defesa dissociativa e a crise associativa

Virgínia de Araújo Silva

A crise associativa é a resolução da defesa dissociativa. Na análise psicodramática, partimos da premissa de que o psiquismo mobiliza a defesa dissociativa em situações muito traumáticas ou em vivências carregadas de cargas emocionais com conteúdos conflitantes, contraditórios ou irreconciliáveis. Isso ocorre para evitar uma crise mais grave que o psiquismo não esteja preparado para absorver.

No decorrer da psicoterapia, quando essas vivências dissociadas são reconectadas, ocorre uma crise associativa. Não podemos falar em crise dissociativa, porque a defesa dissociativa é mobilizada com a função de evitar uma crise psicológica. Para um melhor entendimento, vamos retomar o conceito de defesa dissociativa, os tipos de dissociação, a brecha dissociativa, o manejo terapêutico, a crise associativa e a medicação a ser usada nas duas situações, tanto durante a defesa dissociativa como na crise associativa.

DEFESA DISSOCIATIVA

Entendemos como principais causas da mobilização da defesa dissociativa:

1. Contato com cargas emocionais conflitantes e contraditórias que o Eu consciente (parte saudável) não tem, na época, condições de absorver e dar continência.
2. Enfrentamento de situações de vida muito difíceis sem uma continência interna nem externa, sem recursos psíquicos internos nem amparo externo.
3. Uso de drogas alucinógenas.
4. Situações de estresse pós-traumático.

Conceituando: *a dissociação é um mecanismo de defesa intrapsíquico no qual o psiquismo desconecta uma parte do seu Eu. A parte desconectada é a mais conflitada, e o Eu passa a funcionar sem contato com ela.*

Na dissociação, a memória é a principal função cognitiva atingida. A pessoa, ao se desconectar, esquece as vivências carregadas de cargas emocionais muito conflitadas ou muito traumáticas (amnésia dissociativa). A duração desse "esquecimento" pode variar, chegando a vários anos, e tais vivências só vão retornar à consciência quando o psiquismo tiver condições de autocontinência para absorvê-las.

No livro *Psicopatologia e psicodinâmica na análise psicodramática*, v. VI (2018), Victor Dias compara a defesa dissociativa com o quadro de luz de uma casa. Por sua precisão didática, vou transcrever aqui essa analogia: por exemplo, se acontece um curto-circuito na tomada da cozinha de uma casa, o disjuntor responsável desliga a rede elétrica desse aposento, deixando-o sem luz, para que o curto não comprometa o resto da fiação do imóvel. Se tentarmos religar o disjuntor, ele desligará novamente. Só será possível religá-lo quando o curto-circuito for consertado. Dessa forma, o desligamento da rede de uma parte da casa é um mecanismo de defesa para evitar que toda a rede elétrica seja comprometida ou, mais grave ainda, para evitar um incêndio.

Assim, podemos falar que a defesa dissociativa é mobilizada quando ocorre um curto-circuito psicológico, para evitar uma crise psicológica mais grave. E quando isso acontece? O curto-circuito psicológico acontece quando os conteúdos conflitados são de tal forma excludentes, contraditórios e incompatíveis uns com os outros que, para preservar a fiação (estrutura do Eu), o psiquismo desliga, desconecta, apaga e esquece essa parte.

Como resultado dessa desconexão, surge uma *brecha dissociativa*, que pode ser afastada ou aproximada, ampliada ou estreitada, dependendo do abrandamento do conflito ou da melhora de continência do psiquismo. Com isso, aumenta ou diminui a angústia a ele atrelada.

Figura 12 – Defesa dissociativa e formação da brecha dissociativa

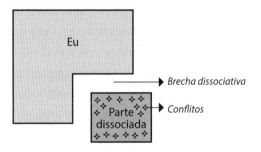

Essa situação Eu × parte dissociada do Eu cria um impasse na psicoterapia, na medida em que a angústia patológica continua presente, mas não se conecta com o conflito, que está na parte

desconectada. Em função da brecha dissociativa, a angústia patológica é observada na forma de *angústia flutuante*. A angústia flutuante fica solta, vagando no Eu; está presente na sessão psicoterápica e no dia a dia do cliente, mas não se conecta com os temas que estão acessíveis para ser abordados na psicoterapia.

A angústia flutuante é sempre um sinal da presença da defesa dissociativa. Na terapia, a defesa dissociativa só é acionada quando o material conflitado, que está dissociado, é mobilizado pelos temas abordados, por técnicas psicoterápicas utilizadas ou pela decodificação dos sonhos. A defesa dissociativa pode também ser mobilizada pelo uso constante de substâncias alucinógenas tais como LSD, ayahuasca, mescalina e outras. As substâncias alucinógenas mobilizam material (vivências) localizado nas zonas de exclusão no mundo interno por meio de imagens oníricas, alucinações visuais, alterações dos sentidos, da percepção e da cognição.

Esse material necessita ser ancorado no psiquismo do indivíduo (parte saudável), caso contrário permanece como uma vivência paralela e flutuante. Caso esse material não seja ancorado em seu psiquismo (parte saudável), ele tende a ser ancorado no místico, desencadeando interpretações místicas do dia a dia. Pode também desencadear defesas psicossomáticas ou mobilizar defesas intrapsíquicas, entre as quais a defesa dissociativa.

Esse contato com o mundo interno pode ser benéfico para aqueles que apresentam uma parte saudável com boa capacidade de autocontinência ou que estejam em processo psicoterápico, na medida em que facilita o acesso ao mundo interno. Em pessoas pouco saudáveis, esse contato brusco com material excluído, localizado no mundo interno, pode produzir desorganizações psicológicas e psiquiátricas e levar a crises de pânico ou surtos psicóticos ou esquizomorfos.

Para evitar essas desorganizações (crises), uma das possibilidades é o acionamento da defesa dissociativa, que pode ser apenas passageira ou adquirir um caráter mais persistente, dependendo do material mobilizado e da autocontinência do psiquismo desse indivíduo. Embora a defesa dissociativa mobilizada pela ação de drogas alucinógenas apresente uma dinâmica diferente da causa citada anteriormente, precisa ser tratada na psicoterapia para que o material desconectado do Eu seja decodificado e integrado[11].

Geralmente, a defesa dissociativa é acionada pela combinação entre um material conflitado mais grave e uma falta de autocontinência de seu psiquismo. As angústias pós-traumáticas podem levar a uma mobilização de defesas dissociativas[12].

Tipos de dissociação

A defesa dissociativa pode estar presente em todos os quadros psicopatológicos, nas neuroses e nos transtornos de personalidade. Na análise psicodramática, observamos comumente que o material dissociado em relação ao Eu acaba produzindo as seguintes configurações:

▶ No ingeridor: uma dissociação mente-corpo, na qual o Eu fica localizado na área mente (explicações) e o material dissociado é composto de sentimentos que ficam localizados em uma parte da área corpo (sentimentos). Nesses casos, o indivíduo pode ter as devidas explicações, mas não as conecta com os sentimentos correspondentes.

---

11 Ver Victor Dias, *Psicopatologia e psicodinâmica na análise psicodramática*, v. V, p. 78.
12 Para a descrição da angústia pós-traumática no âmbito da análise psicodramática, ver o Capítulo 8, a seguir.

Figura 13 – Dissociação mente/corpo

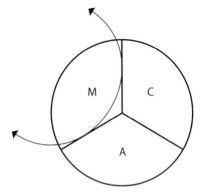

DISSOCIAÇÃO NO INGERIDOR
Conteúdos conflitados da área corpo e da área
ambiente ficam desconectados da área mente.

- No defecador: uma dissociação corpo-mente, na qual o Eu fica localizado na área corpo (sentimentos) e o material dissociado é composto das devidas explicações, que ficam localizadas numa parte da área mente (explicações). Nesses casos, o indivíduo pode ter os sentimentos, mas não os conecta com as explicações correspondentes.

Figura 14 – Dissociação corpo/mente

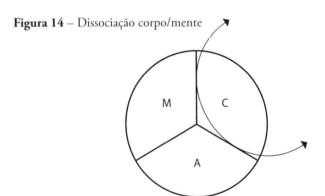

DISSOCIAÇÃO NO DEFECADOR
Conteúdos conflitados da área mente e da área
ambiente ficam desconectados da área corpo/mente.

- No urinador: uma dissociação corpo-mente com o ambiente, na qual o Eu está localizado nas áreas corpo (sentimentos) e mente (explicações) e o material dissociado, composto das devidas percepções e autopercepções, fica localizado numa parte da área ambiente (percepção e autopercepção). Nesses casos, o indivíduo sente e explica o outro, mas não se inclui nem na percepção interativa nem na autopercepção.

Figura 15 – Dissociação corpo/mente/ambiente

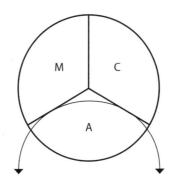

DISSOCIAÇÃO NO URINADOR
Conteúdos conflitados da área corpo e da área mente ficam desconectados da área ambiente.

Manejo terapêutico da defesa dissociativa

A estratégia psicoterápica consiste em diminuir a brecha dissociativa e, com isso, aproximar o material dissociado do Eu. Essa aproximação leva à reintegração do material dissociado ao Eu, o que chamamos de crise associativa. Para diminuir a brecha dissociativa, trabalhamos na psicoterapia os conflitos que estejam acessíveis e assim, paulatinamente, aproximamos o material dissociado (área conflitada) do Eu (parte saudável). Com esse objetivo, na análise psicodramática, utilizamos *a técnica do espelho que retira, para acessar os conflitos que estejam disponíveis, e, em seguida, as cenas de descarga, para conectar o material acessado.*

Cada vez que conseguimos acessar e descarregar algum dos conflitos, é como se estivéssemos construindo pontes entre o Eu e o material excluído. Na comparação com a caixa de luz, é como se estivéssemos consertando o curto-circuito, fio por fio. Numa analogia com uma balsa marítima (material dissociado) que se aproxima do píer (Eu saudável), é como se estivéssemos lançando vários cabos para ligar o píer com a balsa. À medida que puxamos esses cabos, diminuímos a distância entre a balsa e o píer (diminuindo a brecha dissociativa).

Figura 16 – Tratamento da defesa dissociativa e início da crise associativa

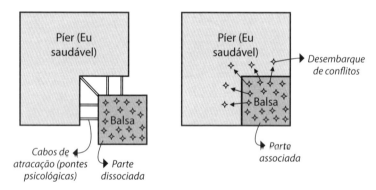

Junto com as técnicas psicoterápicas do espelho que retira e das cenas de descarga, podem ser administrados medicamentos. Nessa fase, utilizam-se neurolépticos, que exercem uma função interiorizadora do psiquismo, além de serem sedantes, e auxiliam na diminuição da brecha dissociativa. Os antidepressivos são contraindicados nessa fase, pois são medicações exteriorizadoras do psiquismo e, assim, aumentam a brecha dissociativa, em vez de diminuí-la[13]. A diminuição da brecha dissociativa leva à crise associativa, que é a integração do material dissociado no Eu. Na analogia da balsa, corresponde à atracação desta ao píer.

A CRISE ASSOCIATIVA

No decorrer do processo psicoterápico há uma diminuição da brecha dissociativa. Como consequência, os conflitos dissociados começam a se tornar acessíveis ao contato com o Eu consciente. Esses conflitos presentes na parte dissociada do Eu não foram resolvidos, somente esquecidos e apagados da memória, mas continuam conflitantes tal como foram vivenciados na época em que ocorreu a ação da defesa dissociativa. É como se o psiquismo tivesse alocado esses conteúdos num quarto escuro e trancado a porta.

Na medida em que os conteúdos vão se tornando acessíveis, a angústia que até então era flutuante começa a ser ancorada nesses conteúdos. É nesse momento que ocorre a crise associativa. O gatilho para eclodir a crise associativa é muitas vezes desencadeado por sonhos, algumas vezes por uma crise do cotidiano e outras pela utilização das técnicas psicoterápicas, sobretudo as de espelho e de cenas de descarga.

O cliente a princípio não reconhece como seus esses conteúdos que emergiram. Reage com estranheza, como se tivessem surgido do nada. Nós sabemos que vieram do quarto escuro em que estavam guardados ou da balsa que aportou. No começo, não se reconhece, tem uma sensação de estranheza

---

13 Ver "Parte 1: Análise psicodramática e medicamentos", em *Psicopatologia e psicodinâmica na análise psicodramática*, v. VI.

consigo mesmo. Não consegue admitir que essas sensações, percepções, emoções e pensamentos fazem parte do seu Eu, da sua identidade. Muitas vezes, percebe esses conteúdos como seus, mas não os aceita, sem se dar conta de que já foram seus, estavam desaparecidos e estão voltando. Demora certo tempo para reconhecer, assimilar, elaborar e, finalmente, integrar esses conteúdos na sua nova identidade. Esse tempo vai ser definido pelo grau de intensidade dos conflitos e da autocontinência do psiquismo do cliente.

Podemos entender que o conjunto de conteúdos que emergiu funciona como um novo Eu do cliente. Esse novo Eu é estranho e tende a ser conflitado pelo Eu antigo. Vamos, então, trabalhar não com uma divisão interna convencional entre o Eu e uma figura de mundo interno (FMI), mas com uma divisão interna entre o Eu antigo (conhecido) e o novo Eu (recém-surgido). O objetivo final é a integração entre eles para se conseguir um Eu único, resultado da fusão dessas duas partes do Eu.

Essa elaboração enfrenta resistências e, muitas vezes, existe mobilização de defesas intrapsíquicas.

Mobilização das defesas

Além de crise de pânico, podem ocorrer defesas intrapsíquicas, como a defesa paranoide, a defesa fóbica e a defesa obsessiva. Isso não invalida que outras defesas possam ser mobilizadas. Embora a crise de pânico não seja um mecanismo defensivo, funciona como um impedimento para a elaboração do material assimilado.

1. *Crise de pânico* – Como o material emergente ainda não é reconhecido, pode ocorrer uma quebra brusca, porém

transitória, do conceito de identidade do indivíduo, ou seja, do conjunto de crenças e verdades que ele reconhece como seus e que são suas principais referências, seu chão psicológico. Esse novo material associado pode, de maneira transitória, desorganizar suas referências, fazendo-o perder seu chão psicológico e, com isso, desencadeando a crise de pânico.

2. *Defesa paranoide* – Sua estrutura básica é semelhante à defesa de ideia depressiva, porém o debate sem fim que se estabelece no pensamento não é sobre si mesmo, mas sobre o outro, sobre as intenções, os significados e as hipóteses em relação ao comportamento dos outros. Dessa forma, o psiquismo é orientado para fora do Eu e focado no outro, permitindo um tempo para o indivíduo se acostumar com esse material novo que vai sendo assimilado e que é o novo Eu.

3. *Defesa fóbica* – É uma defesa de evitação emocional do ambiente interno ameaçador. Esse ambiente interno fica projetado no mundo externo, que dessa forma se transforma em ameaçador. A ameaça externa que a pessoa evita nada mais é do que os conteúdos internos que foram projetados. A crise associativa é uma forma de evitar o contato com esse novo Eu que está surgindo.

4. *Defesa obsessiva* – É composta de pensamentos, ideias ou imagens que invadem a mente e ficam reverberando de forma repetitiva e estereotipada. Funciona como uma barragem mental, composta de pensamentos improdutivos, que impede identificar por meio de sua autopercepção seus verdadeiros pensamentos e sentimentos. A crise associativa impede o contato com o novo Eu, que estava dissociado e está sendo associado.

Manejo psicoterápico

A técnica principal para o manejo da crise associativa é a do espelho seguido de cenas de descarga para acelerar a associação e a assimilação do material até então dissociado. Como já dito, nessa fase da psicoterapia não estamos mais trabalhando nas configurações de divisões internas convencionais (Eu × FMI). O foco agora é na relação entre o Eu conhecido (consciente) e a parte do Eu que estava dissociada, portanto uma divisão interna entre o Eu conhecido e o novo Eu.

As cenas de descarga são direcionadas não mais para as FMIs, mas para os conteúdos do novo Eu que estão sendo reconectados. O objetivo desse trabalho é facilitar e mesmo acelerar a fusão entre o Eu conhecido e o novo Eu. A medicação indicada continua sendo a de neurolépticos, para diminuir a angústia e possibilitar o contato com o novo Eu, agora junto com antidepressivos, para dar suporte e auxiliar a elaboração dos conteúdos associados. Ambos em doses mais altas quanto maior o grau de angústia envolvido.

Após a elaboração da crise associativa, ocorre uma forte mudança no conceito de identidade do indivíduo, nas suas atitudes e no seu comportamento. Essa mudança é resultado da assimilação da parte do Eu que estava dissociada. Em nossos exemplos, o quarto escuro está agora iluminado e a balsa está ancorada no cais, a brecha dissociativa não existe mais.

PSICOPATOLOGIA E PSICODINÂMICA NA ANÁLISE PSICODRAMÁTICA

Figura 17 – Evolução da defesa dissociativa até a sua resolução na crise associativa

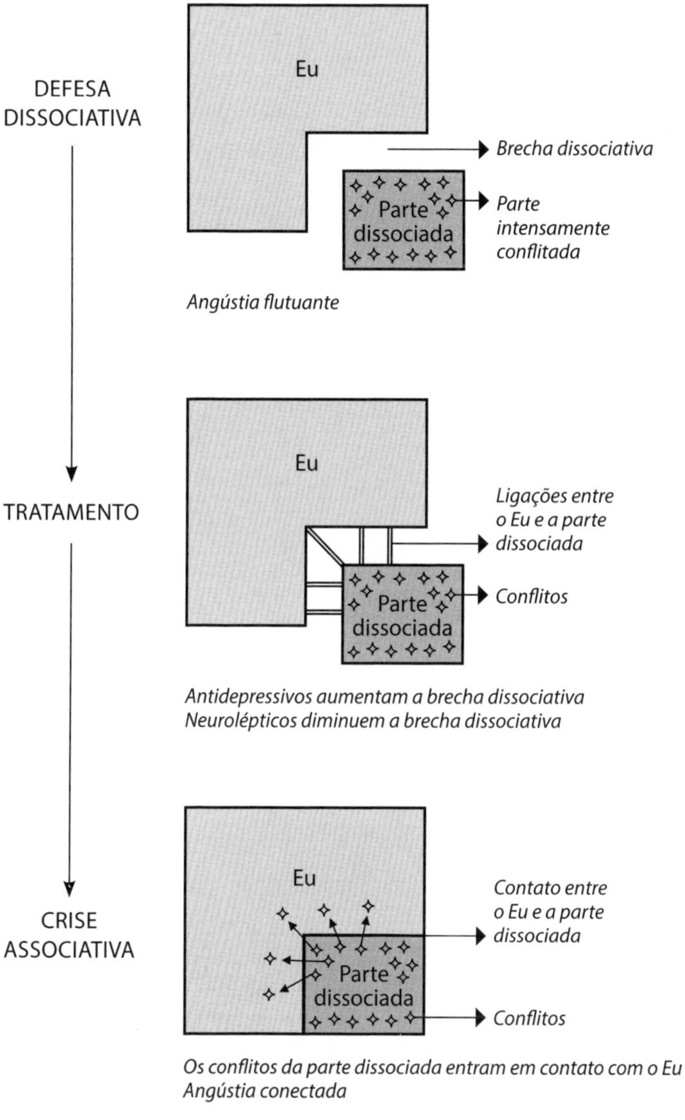

DEFESA DISSOCIATIVA

Eu

Brecha dissociativa

Parte dissociada

Parte intensamente conflitada

Angústia flutuante

TRATAMENTO

Eu

Ligações entre o Eu e a parte dissociada

Parte dissociada

Conflitos

Antidepressivos aumentam a brecha dissociativa
Neurolépticos diminuem a brecha dissociativa

CRISE ASSOCIATIVA

Eu

Contato entre o Eu e a parte dissociada

Parte dissociada

Conflitos

Os conflitos da parte dissociada entram em contato com o Eu
Angústia conectada

O indivíduo sente-se mais inteiro, em vez de desconectado. *A crise associativa resolveu a defesa dissociativa, possibilitando a integração do material dissociado na sua identidade.*

8. Angústia pós-traumática

A angústia pós-traumática, chamada também de transtorno de estresse pós-traumático (TEPT), é um quadro de diagnóstico sintomático da psiquiatria clínica. Os diagnósticos sintomáticos são feitos mediante a avaliação e a comparação de uma série de sintomas, sem levar em conta a psicodinâmica envolvida. No caso da angústia pós-traumática, verificamos a mistura entre o quadro traumático principal e suas consequências sem o devido esclarecimento entre causa e consequência.

Na análise psicodramática, postulamos que a *angústia pós-traumática* é um quadro psicológico agudo de remissão rápida, mas que pode trazer consequências posteriores de longa duração, *em alguns casos para a vida toda*. Dessa forma, separamos a angústia pós-traumática propriamente dita de suas consequências. *A angústia pós-traumática* é uma angústia circunstancial advinda de uma *situação traumática vivida pelo cliente e relacionada a ele mesmo ou ao seu entorno (familiares, amigos, comunidade etc.). No seu desdobramento, pode mobilizar, como consequência, angústias patológicas e/ou angústias existenciais.* A situação de que a angústia pós-traumática advém pode ser de vários tipos:

- Catástrofes naturais, como inundações, ciclones, maremotos, erupções vulcânicas, incêndios, tempestades, terremotos, secas etc.
- Catástrofes produzidas pelo homem, como guerras, bombardeios, chacinas, expurgos, dizimação racial, golpes de Estado, revoluções, penúria causada por situações políticas, desastres de grandes proporções – por exemplo, o rompimento de barragens (Mariana, Sobradinho) e acidentes nucleares (Chernobyl).
- Eventos pessoais traumáticos, como assaltos, estupros, acidentes de carro, sequestros, crises agudas de saúde (infarto, trombose, AVC, amputação etc.).
- Participação indireta, ou seja, na posição de observador, em situações traumáticas envolvendo o entorno (familiares, amigos, comunidade etc.): suicídios, assaltos com violência física e/ou sexual, acidentes, trauma ou morte.

Em todas essas situações, o indivíduo ou o seu entorno correram risco de vida, passando por intensa opressão e angústia. *No que diz respeito à psicodinâmica, todas elas mobilizaram o núcleo de impotência. A situação traumática está sempre ligada a um evento em que a pessoa está ou se vê impotente e, frequentemente, em risco de vida. A impotência implica uma resignação contrariada do indivíduo diante da situação traumática, em que ele gostaria de agir, se isso fosse possível.* O tempo compreendido entre a impotência ocasionada pela situação traumática e, finalmente, a aceitação resignada dessa impotência é o que chamamos de *elaboração da situação traumática.*

Psicopatologia e psicodinâmica na análise psicodramática

ELABORAÇÃO DA SITUAÇÃO TRAUMÁTICA

Podemos dividir essa elaboração em três etapas:

1. *Reação imediata após o trauma* – O indivíduo se encontra em estado de "choque psicológico", apresenta oscilações de humor, crises de choro, medo, insegurança, desespero, pânico, alheamento, muitas vezes está desconectado pela mobilização de defesa dissociativa de curta duração, excitação ou apatia e desânimo.

2. *Reação emocional ao trauma* – Logo depois da reação imediata e do choque psicológico, a pessoa entra em contato com uma série de sentimentos reativos à situação traumática, como raiva, ódio, revolta, vingança, vergonha, nojo, humilhação, inveja, autopiedade, culpa, remorso, autocobrança, fantasias de reação, revivência da situação traumática, devaneios de reação etc. É uma fase em que recordar elementos, verbalizar e falar sobre a situação traumática são de importância fundamental.

3. *Aceitação e resignação perante o trauma* – Fase de interiorização e de depressão na qual o indivíduo começa a se resignar e a aceitar a situação de impotência a que foi submetido. Essa fase de resignação diante da própria impotência é a que consideramos término da elaboração da angústia pós-traumática. É quando se aceita que "aconteceu e eu não pude fazer nada!".

A resolução da angústia pós-traumática é quando o indivíduo consegue se resignar com a própria impotência diante da situação traumática a que foi submetido. Durante a fase de elaboração da situação traumática, é fundamental que ele consiga recordar, verbalizar e falar tanto da situação como de seus sentimentos. Muitas vezes, sua tendência é de evitar falar sobre o assunto, e a dos familiares é de acatar essa decisão como forma de respeito. Esse silêncio, porém, é contraproducente, retarda e dificulta a elaboração. Deve-se tentar oferecer condições e até insistir para que a pessoa consiga falar. Uma psicoterapia breve e de apoio é sempre bem-vinda. A duração média da fase de elaboração da angústia pós-traumática é de aproximadamente um a três meses. Muitas vezes, essa elaboração se arrasta por muito mais tempo e, nesses casos, é comum que o episódio traumático tenha mobilizado outras psicodinâmicas que se encontravam acomodadas em seu psiquismo. Consideramos essa situação um desdobramento do episódio traumático, com psicodinâmicas distintas, e não mais a angústia pós-traumática.

DESDOBRAMENTOS DE EPISÓDIOS TRAUMÁTICOS

Podemos classificar esses desdobramentos em três tipos:

1. Acionamento e mobilização de outros núcleos psicológicos que estavam em estado de acomodamento, ativando conflitos de mundo interno com o surgimento de *angústia patológica (angústia de mundo interno)*. Por exemplo: mobilizar núcleos de desamparo e desproteção dentro do histórico do cliente, mobilizar situações de impotência em diversas fases da vida, por motivos diferentes da situação traumática, acionar núcleos de vergonha ligados a vivências proibidas ou degradantes anteriores à situação atual, acionar núcleos sádicos que

estavam acomodados e um sem-número de situações do passado.

Esses núcleos podem ser acionados por todos os sentimentos envolvidos na elaboração da situação traumática. O fato de serem acionados pode não configurar uma situação de conflito, mas algumas vezes os núcleos acionados não estavam bem resolvidos e, aí sim, podem se tornar conflitos de mundo interno com a mobilização de angústia patológica. Esses casos necessitam de trabalho psicoterápico ligado aos temas que foram mobilizados, mas não se configuram mais como angústia pós-traumática, e sim como uma psicoterapia convencional, com todos os seus desdobramentos.

2. Muitas vezes, a consequência da situação traumática pode interferir ou mesmo mudar radicalmente o *projeto de vida do indivíduo ou de seu entorno (família, amigos, comunidade etc.), acionando a angústia existencial (angústia de mundo externo).* Lembremos que a angústia existencial é acionada sempre que ocorre uma mudança mais brusca no plano diretor da vida (projeto de vida). Por exemplo: a situação traumática pode deixar a pessoa incapacitada fisicamente (amputações, traumatismos etc.) e comprometer sua vida profissional; a morte de um pai de família ou de parte da família pode ocasionar uma mudança parcial ou total no *status* dos elementos restantes; a perda de bens materiais (casas, firmas, sítios etc.) que podem jamais ser recuperados.

Nesses casos, o indivíduo e o seu entorno são obrigados a uma nova mudança adaptativa no seu projeto de vida, com a mobilização de angústia existencial e todos os outros inconvenientes que isso pode acarretar. Essas situações podem ser resolvidas com a ajuda de amparos sociais, de entidades governamentais, de sociedades civis e até de psicoterapia. Mas não podemos mais falar em angústia pós-traumática.

3. Algumas vezes, para se defender da angústia patológica (mundo interno) ou da angústia existencial (mundo externo), o psiquismo mobiliza *defesas psicológicas*. As defesas psicológicas mais comumente acionadas pelo psiquismo são as defesas dissociativas, as defesas intrapsíquicas e as defesas de somatização. Dependendo da gravidade do material conflitado tamponado e do grau de autocontinência do indivíduo, essas defesas podem permanecer ativadas por muito tempo até serem desmobilizadas. Nesses casos, uma psicoterapia pode acelerar o desmonte das defesas e o acesso ao material bloqueado. Novamente, isso se enquadra mais na angústia pós-traumática.

No caso dos profissionais ligados a situações de catástrofes e a situações gravemente traumáticas, a angústia pós-traumática tem um desdobramento diferente e, por isso mesmo, são necessárias condutas diferentes.

A ANGÚSTIA PÓS-TRAUMÁTICA NOS PROFISSIONAIS DA ÁREA

A angústia pós-traumática pode acometer os profissionais da área, sobretudo aqueles que atendem situações de tragédia, catástrofes e situações traumáticas graves do cotidiano de uma população, como militares, bombeiros, policiais, policiais rodoviários, médicos, enfermeiras, assistentes sociais, religiosos, enfim, todos aqueles que acabam sendo requisitados nas situações de catástrofe, tragédia e violência.

Esses profissionais recebem um treinamento que pode variar, sendo mais rigoroso para uns e menos para outros, mas que sempre diz respeito a *não se envolver emocionalmente com as situações traumáticas, para que não entrem em pânico e possam manter a capacidade de ação e de raciocínio o mais controlada possível.* É um treinamento para que seus sentimentos fiquem represados dentro de seu psiquismo e não interfiram, ou interfiram o mínimo possível, na sua conduta de ação. Por um lado, esse treinamento é bom para os que estão sendo atendidos, mas muitas vezes se torna uma verdadeira armadilha para os profissionais.

O treinamento possibilita que os sentimentos fiquem contidos, não saiam e não se manifestem, mas não impede que os fatos e a situação traumática, com todo o seu potencial de horror e desespero, entrem e mobilizem os sentimentos humanos no psiquismo. *A armadilha é que o treinamento impede os sentimentos de saírem, mas não impede o horror e a tragédia de entrarem, criando assim um impasse no mundo interno desse profissional.* A verdade é que eles estão suscetíveis a todos os sentimentos que qualquer ser humano sentiria nas mesmas situações – desespero, revolta, piedade, nojo, culpa, impotência, raiva, tristeza etc. –, mas não podem, por conta do próprio papel que estão desempenhando, dar vasão a eles.

Não são vistos com bons olhos um bombeiro em prantos, um militar desnorteado, uma enfermeira enojada, um médico enraivecido, um religioso desesperado, uma assistente social chocada etc. Não são vistos com bons olhos pelos atendidos, que esperam super-homens e supermulheres confiáveis, nem pelos seus iguais, sua própria corporação, equipe ou organização, que os consideram fraqueza, fragilidade, falta de coragem ou mesmo covardia. Assim, esses profissionais tendem a minimizar seus próprios sentimentos e até a desdenhar deles. O resultado é que eles acabam ficando represados dentro do psiquismo desse indivíduo, dificultando sobremaneira a elaboração da situação traumática.

Muitas vezes esses sentimentos ficam contidos e criam um conflito de mundo interno, mais precisamente uma divisão interna entre: o desejo ou a necessidade de falar sobre esses sentimentos e o próprio treinamento de não se manifestar; o desejo ou a necessidade de falar e uma advertência interna de que será malvisto na equipe se o fizer. Esses conflitos geram angústia patológica e não são mais uma simples angústia pós-traumática.

Lembremos que o fator essencial para a elaboração da situação traumática é recordar o evento, verbalizar e poder falar o máximo possível sobre seus sentimentos e sobre a própria situação traumática. Esses profissionais, ao tamponar seus sentimentos, acabam muitas vezes nem identificando que eles foram mobilizados. O tamponamento sistemático pode trazer danos profundos, como a perda da afetividade, um endurecimento emocional e uma frieza afetiva que afeta a própria vida privada. Pode também ocasionar mobilização de mecanismos compensatórios dos mais diversos (drogas, comida, bebida, jogo etc.) ou então mobilização constante de defesas psicológicas.

No processo psicoterápico desses profissionais, é fundamental que o terapeuta esteja alerta para pesquisar as angústias pós-traumáticas que foram tamponadas porque, muitas vezes, elas são a verdadeira raiz dos sintomas apresentados. No tratamento da angústia pós-traumática, na maioria das vezes, utilizamos alguma medicação psiquiátrica.

MEDICAÇÃO NA ANGÚSTIA PÓS-TRAUMÁTICA

Na fase da reação imediata e na elaboração da situação traumática, o principal objetivo da medicação é diminuir a angústia, para que o indivíduo possa entrar em contato consigo mesmo e com seus próprios sentimentos. Nessa fase, utilizamos basicamente neurolépticos em dose baixa (Socian, Sulpan, Quetiapina, Neuleptil, entre outros), tranquilizantes tais como os benzodiazepínicos (Frontal, Rivotril, Lexotan, Lorax etc.) e, algumas vezes, hipnóticos do tipo indutores de sono (Zolpidem, Rohypnol, Noctal etc.), pois muitas vezes a pessoa tem medo de dormir e ter pesadelos. Na fase de resignação com a impotência, o objetivo é dar força para que o cliente retorne à sua vida normal, na medida do possível. Nessa fase, a utilização de antidepressivos é bastante útil. Nos desdobramentos da situação traumática, devemos utilizar medicações sintomáticas, dependendo do tipo e da intensidade dos sintomas.

9. Átomo de crise e átomo familiar

Claudio Samuelian

O psicodrama é uma abordagem que se destaca sobretudo pela riqueza e pela diversidade de técnicas que o profissional pode utilizar como recurso coadjuvante no processo psicoterápico. Pode-se dizer que a flexibilidade oferecida pelos conceitos psicodramáticos preza a criatividade e a espontaneidade e não só permite que os psicodramatistas apliquem técnicas criadas por Moreno e seus contemporâneos, mas também favorece que cada profissional desenvolva a própria identidade de terapeuta e se adapte a ela, utilizando, aprimorando e estendendo recursos disponíveis ou desenvolvendo novos.

Quando, inicialmente, Moreno fez referência ao conceito de átomo social, definiu-o como a configuração social que se estabelece desde o nascimento, inicialmente englobando a relação do bebê com a mãe e, aos poucos, estendendo-se para outros familiares e grupos sociais. Segundo ele, com base no resultado dessas interações interpessoais, a criança, durante o crescimento, tem experiências com os outros, mas também consigo própria, desenvolvendo diferentes papéis. Nessas relações, Moreno definiu como tele (unidade mais simples de afeto transmitida de um indivíduo para o outro) o fenômeno que se manifesta nos vínculos como energia de atração, rejeição e indiferença que permite ao indivíduo estabelecer com os outros constelações afetivas positivas ou negativas e, paulatinamente, desenvolver uma imagem de si mesmo. Deve-se lembrar que essa imagem pode ser diferente da maneira como os outros o veem e pode promover um hiato nas relações, dinâmica que pode se transformar com o decorrer do tempo.

Os psicodramatistas têm utilizado a técnica do átomo social sobretudo no início do processo psicoterápico, pois esta ajuda a estabelecer um diagnóstico inicial da qualidade das relações que o cliente estabelece em sua vida. O átomo também pode ser utilizado em outros momentos do processo terapêutico, uma vez que evidencia a imagem que o cliente tem de si e a forma como acredita que o outro reconhece a sua identidade, ou seja, auxilia o terapeuta a identificar como o indivíduo se vê na matriz relacional com diferentes grupos, evidenciando como ele pensa/percebe, intui/sente suas interações com quem o cerca.

Levando em consideração esse contexto, o átomo de crise e o átomo familiar (da família de origem) são técnicas que foram criadas na análise psicodramática com base no átomo social moreniano e têm sido utilizadas nos processos de psicoterapia há mais de 20 anos. A criação desses átomos decorreu de diferentes demandas do processo psicoterápico que requisitavam recursos que permitissem tratar com foco situações específicas frequentes nas sessões de psicoterapia, como:

- A referência à situação de crise em diferentes configurações de relações (amorosa, social, profissional, entre outras), podendo, assim, contribuir para o melhor entendimento do trabalho com essas interações.
- A presença de angústia patológica associada a conflitos e impedimentos relacionados com o intrapsíquico (mundo interno), envolvendo as figuras de mundo interno e os modelos internalizados.

Este capítulo tem como objetivo apresentar essas técnicas, descrevê-las e explicar como o profissional pode utilizá-las, assinalando seus efeitos na evolução psicoterapêutica.

ÁTOMO DE CRISE

O átomo de crise consiste na dramatização das interações entre todos os personagens, sociais ou familiares, presentes na situação de crise contida na queixa do cliente. É comumente indicado na fase inicial da psicoterapia, considerando que as pessoas costumam chegar em momentos de crise, mas também pode ser aplicado a qualquer momento no decorrer do processo em que se evidenciar desestabilização em suas redes de relações.

O objetivo do átomo de crise é permitir que o cliente tenha uma melhor percepção tanto das pessoas envolvidas na crise como de sua própria localização nela. É uma melhora tanto de autopercepção como de percepção externa.

Como fazer o átomo de crise

Propomos para o cliente representar a situação de crise trazendo todos os personagens envolvidos no núcleo do conflito. Existem duas maneiras para realizar essa representação:

- *Montagem clássica* – Costuma ser utilizada em psicoterapias de grupo, com egos-auxiliares, ou bipessoal, com almofadas. O diretor pede para o protagonista montar o átomo no contexto psicodramático, escolhendo entre os participantes do grupo egos-auxiliares para representar os personagens identificados na situação de crise. Solicita-se que ele posicione cada personagem em relação a si considerando o grau de importância no momento em relação à crise, o que pode envolver a escolha da distância de acordo com afinidades ou dificuldades, segundo critérios do cliente ou consigna do terapeuta. Posteriormente, o diretor solicita que o protagonista tome o papel de cada personagem, ordem essa direcionada pelo cliente, e utiliza as técnicas de entrevista, questionamento e duplo a fim de trabalhar a percepção do cliente na tomada de papel (como ele acha que os outros o veem) e no seu envolvimento com os conflitos gerados pela crise. Após tomar todos os papéis, o cliente volta para a sua posição e escuta a fala dos egos-auxiliares que estão na posição dos personagens. Nesse momento, cabe ao terapeuta incentivá-lo a escutar e responder a cada personagem, podendo utilizar, para auxiliá-lo, a técnica do duplo ou princípio do duplo, caso verifique dificuldade para se expressar. A técnica de questionamento e outras também podem ser aplicadas para facilitar o desenvolvimento do átomo de crise, dependendo do contexto que estiver sendo trabalhado.

▶ *Montagem de adaptação da tribuna* – A tribuna é uma técnica que tem sido aplicada em trabalhos com casal, família ou em grupos. Seu objetivo principal é o de exercitar a escuta e evitar as interrupções e contraposições (bate-boca). Consiste em colocar uma cadeira em destaque no contexto terapêutico, a qual será ocupada em um sistema de rodízio pelos membros do casal, da família ou do grupo, em que cada um poderá "falar livremente" sobre as consignas sugeridas pelo terapeuta. A análise psicodramática fez uma adaptação da técnica para utilizar o átomo nas psicoterapias individuais, uma vez que a presença de ego-auxiliar nas sessões não é comum. Contar com o trabalho do ego depende de acordo com o cliente e da contratação de profissionais, o que pode ser inviabilizado pela necessidade de agendamento do trabalho e pelos honorários extras. No processo individual, o terapeuta propõe ao cliente, no contexto dramático, a realização de uma reunião com todos os envolvidos na situação de crise, portanto ele precisa nomear as pessoas comprometidas e cada personagem falará, alternadamente, em uma tribuna que será representada por uma cadeira. Nessa condição, ele vai tomar o papel de cada personagem, podendo seguir a ordem de sua própria escolha ou uma solicitação do terapeuta. O profissional também utilizará as técnicas da entrevista, do princípio do duplo, do duplo e do questionamento para permitir que o cliente se conscientize ou questione a percepção que os outros têm sobre ele ou sobre seu grau de envolvimento com a crise, assim como se faz na montagem clássica.

Exemplo do átomo de crise

Maria, 40 anos, solteira e sem filhos, marcou uma sessão de psicoterapia motivada por problemas de relacionamento no seu escritório de advocacia. Segundo suas palavras: "Eu nunca fiz terapia e sempre achei que pudesse dar conta de meus problemas, mas nos últimos dois anos tenho tido dificuldades para ir trabalhar. Não me sinto motivada pelo que eu faço e estou me irritando com muita facilidade com as pessoas que trabalham comigo, sobretudo com o meu sócio. Meus amigos dizem que não entendem a minha insatisfação, já que a crise do nosso país ainda não atingiu o meu escritório, pelo contrário, temos uma excelente reputação no mercado e excesso de trabalho. Há duas semanas, tive um desentendimento que me motivou a buscar psicoterapia, pois quase rompi a sociedade e sei que a minha intolerância em reação ao problema que surgiu extrapolou a situação".

Percebe-se que ela está angustiada com uma situação específica e não sabe como agir, embora tenha consciência de parte de sua inabilidade para gerenciar problemas que têm envolvido seus relacionamentos profissionais. Maria está ansiosa e se refere à sua reticência a fazer psicoterapia, portanto necessita identificar nessa primeira fase que o processo pode auxiliá-la a lidar com o seu conflito. Levando isso em consideração, nesse momento a tribuna surge como uma técnica oportuna. Assim, o terapeuta sugeriu que ela pensasse em todas as pessoas envolvidas na situação de crise recente, pois elas seriam chamadas ali, alternadamente, na ordem que ela preferisse, para falar em uma tribuna sobre a crise atual e sobre como eles têm visto o comportamento dela. Foi dito que ela seria ajudada a "entrar nos diferentes papéis", caso apresentasse dificuldades. Assim, Maria mencionou João (seu sócio), Ângela (estagiária de direito) e Marco (advogado do escritório), referindo que de alguma maneira todos estavam envolvidos no problema que eclodira duas semanas antes.

Figura 18 – Representação gráfica do átomo feito com a técnica da tribuna

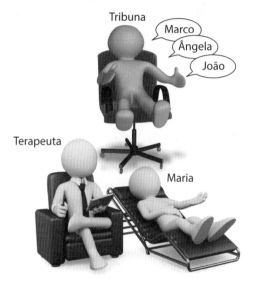

Maria assumiu, primeiro, o papel de seu sócio e, posteriormente, o dos outros personagens, na ordem dos balões atrás dele, conforme pode ser observado na figura. Inicialmente, antes de assumir a posição de João, seu sócio, ela se queixava de que estava exausta e se sentia explorada por ele, que parecia se acomodar diante de problemas no trabalho, dada a postura ativa e eficiente que ela sempre assumia. Ao se colocar na posição de João, percebeu que devia ser um lugar difícil, pois ela não demonstrava confiar na capacidade dele. Sentia que ele não apresentava a mesma rapidez e, por vezes, a mesma astúcia para encontrar resolutividade para determinadas situações, chegando mesmo a ignorar algumas sugestões dele por considerá-las pouco eficientes e pouco convincentes para determinadas ocasiões, se comparadas com as suas. No papel de Ângela, a estagiária que ela considerava ter rendimento mediano, notou que a jovem preferia relacionar-se com seu sócio, embora reconhecesse a competência de Maria. Percebeu que, diante dela, Ângela ficava constrangida, com medo de errar e de ter de lidar com suas duras críticas e intolerância. Quanto a Marco, advogado que ela considerava leal e dedicado, percebeu, ao entrar em seu papel, que parte de sua disponibilidade ocorria por medo de perder o trabalho ou de não ser considerado para uma promoção, e não porque ele entendia as razões das constantes cobranças dela a todos no escritório quando o trabalho não transcorria de acordo com suas expectativas. Ao término dessa experiência, no compartilhar, ela referiu que nunca tinha pensado em como os outros poderiam estar se sentindo, percebeu que eles também tinham suas razões e sentiu desconforto ao constatar o efeito de seu comportamento nas pessoas; por outro lado, clareou dificuldades suas que não reconhecia, o que poderá posicioná-la melhor para lidar com a situação de conflito, e reforçou sua demanda de psicoterapia.

Utilizando a situação de Maria como ilustração, é possível dizer que tanto a montagem clássica quanto a tribuna podem trazer os seguintes benefícios para o cliente:

- Melhora da percepção de como ele acredita que os outros o veem (percepção externa) e da imagem que faz de si mesmo (autopercepção).
- Esclarecimento de sua posição na situação de crise.
- Possibilidade de desenvolver caminhos para lidar com os conflitos emergentes.

- Fortalecimento do vínculo de confiança com o terapeuta e maior engajamento com o processo psicoterápico em um curto espaço de tempo.

A utilização desse recurso pelo terapeuta também traz vantagens para o andamento do processo psicoterápico:

- Facilita o estabelecimento do vínculo de confiança e da construção do clima terapêutico.
- Diminui a probabilidade do aparecimento no *setting* de defesas ligadas à área ambiente: fóbicas, contrafóbicas, psicopáticas e de atuação.
- Permite que o profissional compreenda e crie intimidade mais rapidamente com a realidade do cliente.

ÁTOMO FAMILIAR – OU DA FAMÍLIA DE ORIGEM

Trata-se da dramatização com todos os personagens da família de origem, da forma como estão incorporados no mundo interno do cliente. Costuma ser indicada no decorrer do processo de psicoterapia quando o vínculo de confiança já está bem formado, o clima terapêutico está estabelecido e o processo psicoterapêutico está em evolução.

No percurso da psicoterapia, o cliente entra em contato com seus conflitos intrapsíquicos e caminha para a fase de identificação das divisões internas, compreendidas como conflitos entre o verdadeiro eu e seus impedimentos, que são as figuras de mundo interno e os modelos incorporados.

O átomo da família de origem possibilita o aprofundamento da percepção do mundo interno viabilizando o trabalho com as divisões internas, o que, em outras palavras, significa tratar a angústia patológica do cliente. Conforme ele compreende as nuanças de seu mundo interno, pode se organizar melhor em função do seu Eu verdadeiro e melhorar o seu repertório, buscando novas soluções para velhos problemas. Nesse sentido, a utilização do átomo cabe tanto para favorecer a entrada na fase das divisões internas como para o aprofundamento quando o cliente já se encontra nessa fase, facilitando lidar com esse processo. Possibilita sobretudo identificar os traços das figuras de mundo interno que estão incorporados e conflitados com o seu verdadeiro Eu.

Como fazer o átomo da família de origem

Propomos ao cliente que ele traga para o contexto dramático todos os personagens de sua família de origem. A conversa com os personagens pode ser uma exploração genérica das relações entre eles ou estar vinculada a um tema específico, conforme necessidade identificada pelo terapeuta. A maneira como deve ser montado não difere da montagem do átomo de crise, ou seja, existe a montagem clássica (para grupos) e a adaptação da tribuna (para psicoterapias bipessoais).

Exemplo do átomo da família de origem

Após um período de constatações de como estabelecia sua rede de relações interpessoais, inicialmente, no campo profissional e, posteriormente, na vida social e amorosa, Maria começou a se questionar sobre o porquê de haver desenvolvido tantos impedimentos que não permitiam que ela se sentisse segura e interessada em investir em relacionamentos amorosos duradouros. Percebia que não conseguia assumir compromissos e dizia que gostaria de se sentir diferente em relação a isso. Maria identificou que queria se relacionar, mas que, quando tinha a oportunidade, sentia que não podia e sempre fazia algo para se afastar da possibilidade de comprometimento, sem conseguir compreender por que se boicotava. Na verdade, ela estava se dando conta de uma divisão interna: uma parte sua queria se relacionar, enquanto a outra a impedia de vivenciar isso. Nessa etapa da psicoterapia, a utilização do átomo da família de origem surgiu como uma ferramenta fundamental para auxiliar no processo de aprofundamento de seus conflitos, permitindo que ela entrasse em contato com figuras de seu mundo interno.

Na tribuna, Maria, no papel do pai, trouxe um discurso hostil que a desqualificava, referindo que toda mulher deveria se casar, ter filhos e ser dona de casa. A mãe, por outro lado, dizia-lhe para ser cautelosa ao ser envolver em relacionamentos amorosos, para não se magoar. Ambos ignoravam o sucesso profissional da filha. Essa experiência permitiu a Maria ressignificar o que anteriormente identificara como autossabotagem, compreendendo que seus impedimentos, em parte, estavam relacionados com influências internalizadas de seu pai (quando sentia que não merecia ter um relacionamento amoroso estável) e de sua mãe (nos momentos que referia ter medo de se envolver), conseguindo, assim, se conscientizar e se organizar para lidar com a presença de tais influências que interferiam nos desejos do seu Eu verdadeiro.

Retomando a tribuna de Maria como exemplo, pode-se dizer que os benefícios para o cliente com a utilização do átomo da família de origem são:

- Ampliação e aprofundamento da percepção de seu mundo interno.

- Identificação das figuras de mundo interno e compreensão de suas influências.
- Ressignificação dos impedimentos e conscientização do seu Eu verdadeiro.

O átomo da família de origem também traz as seguintes vantagens para o trabalho do terapeuta:

- Facilita o aprofundamento do processo de psicoterapia.
- Estimula a mobilização de figuras de mundo interno.
- Amplia intimidade com o mundo interno do cliente.
- Permite que o profissional aproxime o cliente do Eu verdadeiro deste.

Em linhas gerais, o átomo de crise e o átomo da família de origem são técnicas que têm demonstrado eficácia em sua aplicação nos processos de psicoterapia, colaborando para o andamento da análise psicodramática em diferentes contextos de atendimento clínico.

10. Psicoterapia infantil sob o enfoque da análise psicodramática

Milene Shimabuku S. Berto

A infância, de acordo com o Estatuto da Criança e do Adolescente, é compreendida como o período da vida humana que vai do nascimento até os 12 anos de idade completos. Segundo a teoria da programação cenestésica, é em parte da infância que ocorre toda a fase do desenvolvimento cenestésico (da fase intrauterina até mais ou menos os 2,5 anos de idade), com o advento do Ego. Essa fase está relacionada com as sensações produzidas pelas atividades somáticas não automáticas: respiração, ingestão, defecação e micção.

A interação acontece entre o bebê e o ambiente que o rodeia, entre as sensações viscerais, produzidas pelas atividades somáticas não automáticas, e os climas afetivos emitidos pelas pessoas que o cercam, e será responsável pela organização do psiquismo. Esse processo de organização e diferenciação do psiquismo caótico e indiferenciado (PCI) é influenciado pela captação dos climas afetivos, que facilitarão ou dificultarão a organização e servirão de base para a etapa seguinte.

No final da fase do desenvolvimento cenestésico, teremos um psiquismo já estruturado, didaticamente dividido em modelos de ingeridor, defecador e urinador e em três áreas, mente, ambiente e corpo. Essa estrutura básica será responsável por como esse indivíduo reagirá e interagirá com o mundo externo e consigo próprio, além de marcar a passagem do conhecimento intuitivo para o conhecimento cognitivo e dedutivo.

É também na infância que ocorre parte da fase do desenvolvimento psicológico (dos 2 anos até o final da adolescência, continuando na vida adulta). O eixo dessa fase é a estruturação do conceito de identidade. O conceito de identidade é o conjunto de crenças e verdades que o indivíduo tem a respeito de si mesmo, a respeito daqueles que o cercam e sobre o funcionamento do mundo. É a principal referência psicológica do indivíduo, seu "chão psicológico".

Em grande parte da infância, a criança funciona por intuição: ligada ao instinto de sobrevivência física e psíquica, ela sente as pessoas e os climas afetivos que a cercam. A intuição é um tipo de conhecimento em que o pensar, o sentir e o perceber estão integrados, não definidos. Além disso, é um momento da vida em que há uma ampliação nas redes sociais da criança, sobretudo quando ela começa a frequentar a escola, sendo um período marcado por muita aprendizagem. "A base da aprendizagem é a imitação, e a criança começa a imitar as pessoas que a rodeiam (pai, mãe, avós, empregada, professora, irmãos, filmes infantis etc.). Ela imita posturas, sotaques, expressões, palavras, atitudes, jeito de ser etc., e acaba por incorporar o jeito de ser dessa família."[14]

---

14 Victor Dias, *Psicopatologia e psicodinâmica na análise psicodramática*, v. I, p. 48.

Nessa fase, chamada de *fase intuitiva* (dos 3 anos até aproximadamente os 6 anos), a criança incorpora modelos e absorve conceitos morais que podem fazer parte da estrutura básica do seu psiquismo. Isso ocorre por meio de suas vivências com as pessoas ou pelas histórias, filmes e programas infantis, com a aquisição de hábitos e comportamentos. Portanto, a postura do psicoterapeuta infantil e a sustentação do clima terapêutico (aceitação, proteção e continência) é de grande importância durante o processo de psicoterapia da criança.

A psicoterapia infantil, sob a perspectiva da análise psicodramática, pode ser definida como o processo de identificação, clareamento e manejo das angústias da criança e dos pais/responsáveis. A presença da angústia é o principal foco de atenção da psicoterapia, é a motivação do projeto psicoterapêutico. Victor Dias define a angústia como "um sintoma emergente de todas as situações conflitantes do psiquismo do indivíduo e [...] a porta de entrada para pesquisar falhas e bloqueios do desenvolvimento psicológico"[15] e distingue três tipos de angústia: existencial, circunstancial e patológica.

ANGÚSTIA EXISTENCIAL NA CRIANÇA

A angústia existencial está diretamente ligada ao projeto de vida, que é uma necessidade inerente ao ser humano, "o plano diretor que o indivíduo tem ou vislumbra organizar sua vida"[16]. Essa angústia é mobilizada quando há alguma alteração ou ausência de projeto de vida. O projeto de vida da criança

---

15 *Idem, Psicodrama: teoria e prática*, p. 60.
16 *Idem, Psicopatologia e psicodinâmica na análise psicodramática*, v. IV, p. 33.

começa antes mesmo de ela nascer e é influenciado por diversos fatores, tais como *status* social, econômico e intelectual da família, tradições e expectativas dos pais em relação à criança.

Durante a infância, o projeto de vida da criança é comandado pelos pais ou responsáveis; somente a partir da adolescência ele passa a ser paulatinamente formulado e assimilado pelo próprio indivíduo. A criança precisa receber um plano diretor dos pais, pois ainda não tem recursos psíquicos para geri-lo; se isso não ocorre, ela acaba se sentindo perdida e sem rumo, mobilizando grandes cotas de angústia e medo. Portanto, a angústia existencial é mobilizada na criança quando ela sente incoerência, insegurança ou titubeio nesse comando dos pais em relação ao seu plano diretor.

Não importa qual é esse projeto de vida estabelecido pelos pais, o importante é que seja coerente. Quanto mais coerente o projeto de vida, menos mobilização de angústia existencial ocorrerá nessa criança. Por exemplo, os pais/responsáveis podem ter o projeto de viver como nômades. Se a criança recebe esse plano com coerência e segurança por parte deles, a angústia existencial não será mobilizada, pois ele dará um rumo para sua vida, por mais que na adolescência ela possa questionar os projetos estabelecidos pela família e assumir outros para a sua vida.

Outro exemplo diz respeito a pais que não têm o mínimo de concordância (explícita ou implícita) nos projetos de vida dos filhos. A mãe deseja que a criança estude em um colégio tradicional e religioso, e o pai discorda e questiona, inclusive, a necessidade de o filho frequentar uma escola. Nesse caso, a criança possivelmente experimentará angústia existencial, sentindo-se perdida, sem rumo e insegura, em razão da falta de coerência e concordância dos pais quanto ao seu encaminhamento na vida.

A escolha da escola também se torna importante para que não haja um excesso de referências contraditórias para a criança. Por exemplo, uma família com costumes e hábitos convencionais que opta por uma escola mais alternativa pode mobilizar angústia existencial na criança, pela incoerência de referências vividas. Quanto mais coerente for a escola com o jeito da família, menos perdida e insegura a criança se sentirá e, portanto, haverá menos mobilização de angústia existencial.

A guarda compartilhada também é uma vivência que costuma trazer um excesso de referências para a criança, normalmente contraditórias. Ela pode se sentir perdida pelas incoerências de regras, costumes e hábitos na casa de cada um dos pais.

ANGÚSTIA CIRCUNSTANCIAL NA CRIANÇA

Segundo a análise psicodramática, podemos separar as angústias circunstanciais em dois grandes blocos: 1) a angústia circunstancial mobilizada quando a segurança ou a integridade física e/ou psíquica do indivíduo estão ameaçadas e são proporcionais às situações objetivas externas; 2) a angústia circunstancial por quebra de expectativa de comportamento.

A angústia circunstancial por ameaça real surge, na criança, da relação direta com seu mundo externo, principalmente com os pais ou responsáveis. Geralmente, está relacionada com o próprio processo de educação, devido à inabilidade dos pais em conduzi-lo, seja por falta de informação a respeito do desenvolvimento infantil, seja por falta de recursos emocionais para manejar algumas situações. Por exemplo, quando os pais têm um comportamento de cobrança exagerada quanto à alfabetização da criança em um momento em que ela ainda não tem repertório cognitivo para corresponder a tal expectativa; quando a criança não tem liberdade para se expressar, é tolhida em excesso; ou quando o discurso dessa criança impera nas relações, e os pais não sabem contrariar as suas vontades. Relações pautadas em exigências excessivas, imposições, frustrações constantes, permissividade e opressão mobilizarão na criança a angústia circunstancial.

A quebra de expectativa de comportamento da criança em relação ao mundo também é um gerador de angústia circunstancial. A criança é lógica e, portanto, a incoerência, a mentira e a contradição são insuportáveis, sobretudo quando a frustração advém dos pais. Essa quebra provoca uma situação de estresse psicológico na criança, que pode vir a se tornar uma angústia circunstancial mais fortemente instalada. Uma situação de adoção não revelada, por exemplo, além de ser uma situação que desqualifica e desconfirma a intuição da criança, quando descoberta quebra a expectativa de comportamento da criança em relação aos pais (pela mentira) e a si mesma ("De onde eu vim?", "Qual a minha origem?"), gerando angústia circunstancial.

ANGÚSTIA PATOLÓGICA NA CRIANÇA

A criança, segundo a teoria da programação cenestésica, adquire a angústia patológica ao absorver os climas inibidores (abandono, indiferença, rejeição, hostilidade, ansiedade, medo etc.) durante a fase do desenvolvimento cenestésico (do período intrauterino até os 2,5 anos), o que resulta na falta de organização e de diferenciação de uma parte do psiquismo. Com isso, ocorre um conflito entre as zonas de psiquismo caótico e indiferenciado (PCI) e o psiquismo organizado e diferenciado (POD).

A permanência de zonas de PCI junto com POD ocasiona angústia patológica e quatro sensações básicas (perda parcial de identidade, sensação basal de incompleto, de insegurança e de medo). Além disso, durante a fase psicológica (a partir dos 3 anos), qualquer vivência que questione ou contradiga o conceito de identidade também mobilizará angústia patológica. Dessa maneira, a criança mobiliza a angústia patológica originada por conflitos de seu mundo interno, mas também absorve angústia patológica dos pais. Ela capta uma carga emocional mal resolvida deles, sobretudo a angústia encoberta ou não manifesta, e não tem um canal competente para fazer a descarga. As cargas mais comuns captadas pela criança são: sexual, agressiva e de medo.

Podemos pensar, como exemplo, nas seguintes situações: em um clima familiar encoberto de medo e insegurança, o filho de 7 anos apresenta o distúrbio funcional da encoprese, por não se sentir seguro para expressar e comunicar seus conteúdos internos para o ambiente; uma mãe muito dócil e submissa encobre e reprime uma carga de hostilidade, mas a criança capta e começa a apresentar explosões de raiva. As angústias existenciais, circunstanciais e patológicas mobilizadas na criança são comumente descarregadas pela via somática (distúrbios funcionais, psicossomatizações), pelas defesas intrapsíquicas e pelo comportamento (agressividade, ansiedade, medo etc.), uma vez que a criança ainda não tem maturidade emocional para fazer essa descarga pela via psicológica.

PSICOTERAPIA INFANTIL

Na maioria das vezes, a decisão de procurar atendimento psicológico para uma criança parte dos pais ou responsáveis, mas pode ocorrer por pedido da própria criança ou até de terceiros (escolas, médicos ou familiares). É um momento de intensa mobilização emocional, em que os pais estão passando por uma fase de desestabilização psicológica, relacionada com a problemática da criança. Os pais começam a repensar quando tudo iniciou, as tentativas que fizeram para resolver a situação, a história da criança e, indiretamente, a própria história. É possível dizer que o processo psicoterápico se inicia aí.

Podemos dividir o atendimento psicoterápico infantil em três principais fases:

- *Fase I* – Estudo de caso e diagnóstico.
- *Fase II* – Devolutiva e propostas de tratamento.
- *Fase III* – Psicoterapia da criança e tratamento do papel de pais.

Fase I – Estudo de caso e diagnóstico

É um período compreendido por entrevistas com os pais e sessões com a criança, que pode durar alguns meses (1 ou 2 meses), dependendo de cada paciente e da estrutura familiar. Nesse momento, privilegia-se o estabelecimento do vínculo terapêutico com a criança e com os responsáveis, tendo em mente que a criança na fase intuitiva (dos 3 aos 6 anos, aproximadamente) faz a incorporação de modelos e que o terapeuta pode fazer parte deles, sendo muito importante, portanto, sua postura na relação com a criança.

Compreendo que o clima de aceitação, proteção e continência deve ser estendido aos pais/responsáveis, pois muitas vezes tendemos a aceitar, proteger e ser continentes com o lado mais frágil da relação (a criança) e a julgar e não aceitar as atitudes e dificuldades dos adultos, o que pode acarretar na quebra do vínculo e no abandono do processo.

Nessa fase, é importante identificar as angústias (existencial, circunstancial e patológica) da criança e como estas são descarregadas, bem como pesquisar o seu conceito de identidade, ou seja, a forma como essa criança percebe a si mesma, as relações familiares e os seus principais conceitos de mundo.

A fase do estudo de caso e diagnóstico é composta por:

1. Entrevista inicial.
2. Sessões com os pais.
3. Sessões com a criança.

Entrevista inicial

Esse primeiro contato pode ser feito somente com os pais/responsáveis ou com os pais e a criança. A experiência de realizar uma sessão inicial com pais e criança tem sido muito produtiva e enriquecedora para a família. Considero que inserir a criança desde o primeiro contato no processo psicoterapêutico valida seu lugar na família e valoriza seu discurso nessas relações. São muitos os casos em que os pais desconhecem e se surpreendem com as percepções, os sentimentos e os pensamentos da criança em relação aos vínculos familiares e a si mesma.

Nesse primeiro atendimento, é importante pesquisar com todos os presentes o motivo da busca pela psicoterapia, coletando as informações trazidas pelos pais e pela criança. É muito frequente, nessa primeira sessão, a temática foca na queixa (sintoma, comportamento ou dificuldade) da criança. Dessa forma, é importante explorar com cada um a origem, a evolução e as tentativas de suprimir tal sintoma/comportamento.

Nesse contato inicial com a família, costumo realizar o princípio da técnica da tribuna, em que todos têm seu momento de falar e são ouvidos pelos demais, evitando as interrupções e o "bate-boca", mas sem a troca de lugares para a cadeira eleita como a "tribuna". Assim, é possível perceber como acontecem as relações familiares espontaneamente. Após esse primeiro contato, em todas as sessões com mais de um participante costumo utilizar a técnica da tribuna[17].

É o momento para fornecer e esclarecer as informações sobre o processo psicoterapêutico, além da origem e do desenvolvimento dos problemas psíquicos, desmistificando eventuais fantasias (da criança e dos pais) a respeito do processo de psicoterapia e já localizando possíveis pontos de conflito que sejam perceptíveis na psicodinâmica familiar.

Além disso, o contrato deve ser combinado com os pais, uma vez que são eles os responsáveis pela escolha do psicoterapeuta e pela logística externa para que a psicoterapia aconteça. Dele fazem parte: horários, frequência das sessões com a criança e com os pais e honorários.

SESSÕES COM OS PAIS

Nessas sessões, são realizadas pesquisas dos temas em evidência, auxiliando os pais a trazer a história da criança da forma mais completa possível. É importante explorar os temas trazidos, sendo o terapeuta um elemento facilitador para que a história se desenvolva. Entendo que mais importante do que a

---

17 Ver *Psicopatologia e psicodinâmica na análise psicodramática*, v. III, Capítulo 7.

idade em que a criança falou, sentou, engatinhou ou andou é saber em qual clima isso se estabeleceu, como os pais administraram essas situações, como se sentiram em cada etapa do desenvolvimento da criança.

Foco minha pesquisa nas relações existentes entre os diferentes membros da família, como se desenvolveram os papéis do pai e da mãe, em que momento da vida a maternidade e a paternidade ocorreram. Com isso, identifica-se também a angústia dos pais. Entendemos que a maternidade e a paternidade são momentos de muita mudança na vida das pessoas, em que ocorrem alterações psicológicas internas: a mulher passa do papel de filha para o papel de mãe, o homem passa do papel de filho para o de pai. Nesse momento, as figuras internalizadas de pai e mãe são fortemente mobilizadas, portanto, se essas figuras estão muito prejudicadas em seu mundo interno, podem acarretar crises importantes[18].

É importante estar atento para esse momento de mudança na vida dos pais, pois a mobilização das figuras de mundo interno será acionada a cada etapa da vida do filho.

Sessões com a criança

Nesse contato com a criança, já temos muitas informações sobre a queixa, a psicodinâmica familiar e algumas possíveis explicações sobre a problemática trazida.

O objetivo dessas sessões é propiciar um clima facilitador para que a criança se mostre, exponha seus sentimentos, pensamentos e percepções. Esse clima terapêutico é de responsabilidade total do terapeuta, propiciando ao cliente o clima facilitador (aceitação, proteção e continência) que faltou ou

---

18 Ver *Psicopatologia e psicodinâmica na análise psicodramática*, v. VI, Capítulo 11.

ainda está faltando no desenvolvimento da criança. Para facilitar essa expressão, uma vez que a criança está na fase de desenvolvimento da comunicação, utilizo alguns dispositivos técnicos, como testes psicológicos, brinquedos (caixa lúdica) e técnicas psicodramáticas (falaremos mais adiante).

Testes psicológicos – Podem ser um instrumento técnico de grande utilidade para o psicoterapeuta, um recurso para oferecer informações que favoreçam a compreensão do caso. Serão escolhidos com base na queixa trazida da criança e podem ser divididos em: testes de personalidade, testes de inteligência e testes psicomotores.

Brinquedos (caixa lúdica) – Os materiais utilizados são de uso comum a todas as crianças e incluem objetos estruturados e não estruturados. Estruturados: família de bonecos e de animais, carrinhos, aviões, pratinhos, panelinhas (objetos que façam parte do universo adulto), tiro ao alvo, boliche, pega-varetas. Não estruturados: blocos de montar, papéis, guache, massa de modelar, lápis de cor, argila, isopor, sucatas, revistas etc. Eles servem como instrumentos facilitadores para que a criança vivencie e dramatize as situações de vida.

A fase de estudo de caso e diagnóstico é um ponto inicial do processo que não encerra a compreensão do caso, mas oferece subsídios para nortear minha conduta. Por meio dessas sessões com a criança e os pais, é possível ter uma noção do que gera o sintoma, um panorama do funcionamento familiar e de como este dificulta ou favorece o desenvolvimento da criança.

Fase II - Devolutiva e propostas de tratamento

Após a fase de estudo de caso e diagnóstico, é importante fazer um clareamento com os pais de tudo que foi compreendido e identificado. Assim, realizam-se algumas sessões com eles, para que identifiquem os focos de angústias que emitem e são absorvidas pela criança.

É importante considerar que, muitas vezes, os pais negam que a criança possa espelhar ou expressar algo que esteja encoberto na família e, dessa forma, buscam justificativas para suas condutas, identificando a criança como a única a ter problemas, isentando-se das responsabilidades em relação às suas dificuldades e patologias. A criança desmascara a dinâmica familiar conflituosa, revelando, com o próprio comportamento, sentimentos e dinâmicas que ficam encobertos, denunciando os conflitos familiares. A família, por sua vez, nega sua própria responsabilidade no aparecimento dos comportamentos/sintomas na criança. Portanto, ao mesmo tempo que os pais buscam e desejam a remissão daquele sintoma, também existem mecanismos para evitar isso, pois, uma vez desmascarada essa psicodinâmica, eles precisam se haver com as próprias dificuldades e patologias.

Dessa maneira, é importante fazer todos os clareamentos necessários apoiados no clima terapêutico, compreendendo que a maior parte do tratamento é dos pais, e não da criança. Mas é por meio dos filhos que os pais conseguem pedir ajuda; portanto, cabe ao terapeuta identificar e clarear os focos de angústias que estes estão emitindo, e auxiliá-los a minimizar essa carga sobre os filhos. Nesse momento, é importante indicar os tratamentos necessários para a criança e/ou os pais:

- Necessidade de psicoterapia para a criança.
- Necessidade do tratamento do papel de pais, centrado na psicodinâmica com a criança.
- Necessidade de tratamentos extras: neurologia, fonoaudiologia, psicomotricidade, psicopedagogia, psiquiatria etc.

Ilustro essas duas fases (estudo de caso e diagnóstico; devolutiva e propostas de tratamento) por meio do atendimento de uma menina de 9 anos que foi trazida pelos pais para avaliação psicológica em razão de enurese noturna.

Na sessão com os pais, eles informaram que todas as providências necessárias para cessar a enurese haviam sido tomadas: evitar líquidos no período da noite, acordá-la de madrugada para urinar, castigos, barganhas, bem como toda a investigação física. Comentaram que essa era a única queixa em relação à filha, pois era uma menina ótima, boa aluna, "nunca dava trabalho" a eles, obediente.

Nas sessões com a menina, inicialmente ela se mostrou contida, pedindo autorização à terapeuta para todas as suas iniciativas. No decorrer das sessões, apoiada no vínculo terapêutico, começou a se mostrar mais espontânea. A brincadeira preferida era espalhar todas as tintas pela cartolina e "fazer muita sujeira" (sic). Foi entendido que a menina incorporara conceitos a seu respeito, da filha comportada e obediente, que impediam a execução de algumas necessidades e desejos que contradiziam tais conceitos. Assim, a angústia patológica foi descarregada pelo distúrbio funcional da enurese.

Nas sessões finais da fase de estudo de caso, a menina desejou fazer uma boneca de sucata de seu tamanho. Empenhou-se muito na construção de tal boneca e, durante a execução, percebeu que algumas partes ficaram tortas, caídas, porém disse: "Assim está ótimo, não precisa ficar perfeita" (sic). Observou-se, portanto, que, durante as sessões, a criança se permitiu "fazer sujeira" e acolher suas partes "tortas e caídas", iniciando uma revisão do seu conceito de identidade.

Na sessão de devolutiva com os pais, estes relataram mudanças no comportamento da filha: a enurese havia cessado, porém a menina estava mais confrontadora e desobediente. Foram, então, realizadas algumas sessões com os pais, para clarear que o comportamento tão valorizado por eles (obediência) limitava a realização de necessidades e vontades e que a enurese estava a serviço de descarregar a tensão proveniente da frustração da não realização desses desejos.

Após alguns atendimentos com a criança e tratando o papel de pais na relação com a filha, os atendimentos foram encerrados, pois a enurese cessou e os pais conseguiram reavaliar seus conceitos sobre a filha, identificando suas angústias diante da nova postura da menina.

Fase III – Psicoterapia da criança e tratamento do papel de pais

Sessões com a criança

As sessões com a criança têm como principal objetivo facilitar a descarga das angústias que ela absorve do ambiente, com apoio do clima terapêutico, dando uma vazão mais adequada às angústias captadas.

Manejo – O brincar, desenhos, sonhos e técnicas psicodramáticas (falaremos adiante).

Vamos a um exemplo: a mãe de Pedro, 4 anos, procurou atendimento psicológico com a queixa de recusa alimentar. A criança se alimentava somente de macarrão instantâneo, ovo e *nuggets*. A mãe estava extremamente angustiada, pois Pedro havia sido hospitalizado por desnutrição algumas semanas antes de ela procurar o atendimento psicológico.

Foi realizado estudo de caso e diagnóstico e identificou-se que, apesar de Pedro encontrar-se em uma fase do desenvolvimento em que a criança é mais seletiva, havia uma intensa angústia depositada pelo ambiente (pais) no ato de comer.

A mãe descrevia as refeições como momentos de tortura e muita briga. Pedro chorava demais e chegava a vomitar, principalmente quando estava presente o pai, que não admitia tal seletividade e o obrigava a comer tudo. Havia um *não somático (não comer)* substituindo um *não psicológico (não quero receber)*, sendo indicada psicoterapia para a criança e tratamento dos papéis de pais.

Durante a fase da psicoterapia, Pedro expôs, descarregou e elaborou conteúdos ligados ao *receber*. Em um primeiro momento, esse receber estava vinculado somente a coisas ruins do ambiente (comida com muita pimenta, comida com sujeira) ou a um clima ameaçador e hostil: um aspecto sempre presente nessas brincadeiras era o de engolir à força, do monstro que obrigava o outro a comer. Nesse momento, estávamos delimitando *qual* conteúdo se vinculava ao "não" somático: clima de hostilidade e agressividade.

Brincamos muito de fazer comida, e era sempre ele que oferecia, nunca recebia. Paulatinamente, começou a desvincular o ato de ingerir do ato de receber coisas ruins – comida com a pimenta na medida certa, monstro que podia ser combatido. Paralelamente, começou a trazer seus descontentamentos na relação com o pai e com a mãe. Assim, Pedro começa a identificar *a quem* esse "não" somático estava dirigido.

No caso das crianças, trabalhamos com as figuras reais, e não somente com as figuras de mundo interno. Dessa forma, muitas vezes o bloqueio que impede a utilização do "não" psíquico é real. A criança é dependente dessas pessoas e não tem segurança nem maturidade para realizar tal posicionamento.

Nas sessões com mãe (o pai compareceu a uma única sessão), eram realizados constantes clareamentos acerca do desenvolvimento infantil, da psicodinâmica presente na recusa alimentar e da mobilização da angústia da mãe em relação à seletividade do filho. Por meio do tratamento do seu papel na relação com o filho, foi possível minimizar a carga depositada no ato de comer e, com isso, diminuir a recusa alimentar da criança. Esse trabalho ocorreu em dois anos, aproximadamente, com o alcance dos objetivos propostos.

Tratamento do papel de pais

O principal objetivo dos atendimentos com os pais é identificar os focos de angústia que eles emitem e clarear a correlação existente entre essa carga emocional emitida e os sintomas/queixas da criança. É importante para o terapeuta infantil identificar o tipo de angústia mobilizada, pois a intervenção é diferente para cada uma.

Diante da *angústia existencial* dos pais, é necessário conscientizá-los da necessidade de tomarem o comando do projeto de vida da criança de forma minimamente coerente e segura.

Diante da *angústia circunstancial*, é necessário orientar e explicar sobre o processo de desenvolvimento da criança, bem como identificar o clima predominante que pode mobilizar nela a angústia (opressões, imposições, exigências, permissividade, incoerências, contradições e mentiras).

Diante da *angústia patológica*, é importante identificar a angústia dos pais captada e absorvida pela criança e tratar o papel de pais, ou seja, como estes conseguem minimizar essa carga direcionada à criança, e, se for necessário, encaminhá-los para psicoterapia pessoal e/ou de casal.

Manejo – Técnica da tribuna (dirigida e parental), tomada de papel, espelho e suas variantes etc.

Técnicas utilizadas na psicoterapia infantil

As sessões com as crianças podem ocorrer por meio do brincar, dos desenhos, das técnicas psicodramáticas e da decodificação dos seus sonhos. Esses são alguns dispositivos possíveis para que a criança possa se expressar, descarregar e elaborar seus conteúdos internos.

A criança expressa seus sentimentos, pensamentos e percepções e elabora seus conflitos pela atividade lúdica; portanto, para ajudá-la na expressão e elaboração destes, é fundamental compreender o significado de seus desenhos, sonhos e brincadeiras. Essa forma de comunicação por meio das brincadeiras é empregada no lugar da fala dos adultos.

O brincar/o lúdico

O brincar é uma parcela importante na vida da criança. É por meio dele que ela expressa seu conteúdo interno, num meio conhecido, controlado e, portanto, mais protegido. Ela adquire experiência por meio do brincar. É, assim, um importante recurso diagnóstico e psicoterapêutico, oferecendo à criança a possibilidade de expressar seus sentimentos, suas ideias, suas percepções e autopercepções, sua agressividade, aumentar e vivenciar suas próprias experiências e treinar, no contexto do "como se", as diversas situações cujo enfrentamento real e/ou compreensão são difíceis.

Por exemplo, uma criança de 2 anos que vem para o atendimento psicológico com queixa de recusa alimentar e, nas sessões iniciais, brinca com o caminhão-cegonha carregado de carrinhos, tentando colocar mais carrinhos, embora não haja espaço, deixa evidente quanto está "lotada/cheia" de conteúdos psíquicos, não havendo espaço para entrar mais nada.

Nota-se, assim, como descrito por Winnicott (1975), que as brincadeiras da criança podem traduzir as sutilezas dos seus conteúdos psíquicos, uma vez que ela ainda não tem domínio da linguagem verbal para realizar tal comunicação.

Os desenhos e suas histórias

Assim como o brincar, o desenho também é um recurso valioso para o processo terapêutico, pois é uma forma de expressão da criança. Vários são os trabalhos que destacam a importância do desenho.

Um garoto de 7 anos desenha a si mesmo guerreando com uma assustadora e gigantesca criatura de duas cabeças, com garras afiadas e que solta fogo pela boca, enquanto sua mãe acompanha toda a luta muito assustada, com o irmão mais novo no colo, e o pai, de costas para a cena, observa atenta e preocupadamente a casa que está em reforma. Nesse desenho, a criança revela como sente as relações familiares: *ela enfrenta seus monstros internos, a mãe percebe sua luta, mas está dividida na relação com o irmão, e o pai volta toda a sua atenção aos projetos familiares, distanciando-se um pouco do filho.*

Uma menina de 8 anos, com queixa de dificuldades importantes nas relações sociais, durante o início do processo de psicoterapia, faz desenhos recorrentes de figuras humanas sem rosto ou mascaradas, sempre muito ameaçadoras. Esse recurso gráfico auxiliou na compreensão de como ela não conseguia perceber as reais intenções das pessoas, além de captar climas encobertos, o que a ameaçava muito e dificultava o estabelecimento de vínculos.

A compreensão dos desenhos e, principalmente, de suas histórias é realizada de forma semelhante à do material onírico, partindo do princípio de que o material gráfico também apresenta informações da zona de exclusão, de maneira que o clareamento desse material é realizado por meio do seu clima afetivo, da relação entre os elementos e o enredo.

As técnicas psicodramáticas

As técnicas psicodramáticas são o ponto alto do psicodrama, seu principal instrumento para a abordagem dos aspectos psíquicos. Por meio da prática clínica com crianças foi possível compreender que as técnicas psicodramáticas também são um recurso técnico possível no acesso aos conteúdos psíquicos desse tipo de cliente.

A expressão da criança é diferente daquela utilizada pelos adultos, que priorizam o recurso da comunicação oral. Assim, devemos considerar tais diferenças e executar as técnicas em um tempo diferente, com apontamentos mais curtos e claros. Algumas técnicas possíveis: espelhos e suas variações, tomada de papel, solilóquio, interpolação de resistência, átomo familiar, átomo de crise, maximização, técnica do duplo etc.

Por exemplo, em um momento da psicoterapia de uma criança de 7 anos, percebo a instalação de defesa intrapsíquica no *setting* terapêutico. Ela começa a organizar detalhadamente todo o cenário da brincadeira, dedicando grande tempo da sessão a essa organização e mobilizando muito sono em mim. Realizo, então, o "espelho que retira", reproduzindo a ação de organizar o cenário e a fala da criança; quando finalizo a técnica, a criança diz que aquilo é muito cansativo e chato, dando outra dinâmica para a brincadeira.

Frequentemente, durante uma brincadeira, as crianças não assumem um personagem da vida real, geralmente estamos diante de substitutos (dublês) e de outros personagens que expressam seus sentimentos, pensamentos e percepções. Portanto, as técnicas psicodramáticas devem ser utilizadas levando isso em consideração. Quando uma criança está dramatizando uma cena com o professor, não necessariamente está se remetendo a essa relação, mas a uma possível relação com outra figura de autoridade. E, nessa brincadeira, é possível realizar "inversão de papéis", "espelhos", "interpolação de resistência", entre outros.

Os sonhos

Assim como ocorre na psicoterapia com os adultos, a primeira abordagem para se trabalhar com sonhos no contexto ludoterápico é fazer o cliente se interessar pelos seus sonhos, colocar a criança em contato com o material onírico. É importante explicar brevemente a ela o que é o sonho e qual sua importância no processo de psicoterapia, e solicitar que comece a prestar atenção aos sonhos e tentar lembrar-se deles. E isso é o suficiente para que as crianças tragam seus sonhos para o processo de psicoterapia.

Observou-se que as crianças sonham com menos intensidade que os adultos, o que pode ser explicado pelo fato de elas terem menos vivências e, portanto, menor quantidade de material excluído. Mas nem por isso o trabalho com sonhos na clínica infantil é inviável. Notou-se também que aqueles que ocorrem com maior frequência (ou aqueles que são os mais lembrados) são os "pesadelos", sonhos cujo foco afetivo são a ameaça e a fuga, o medo e a angústia.

A decodificação dos sonhos para as crianças é realizada em linguagem acessível e, muitas vezes, a releitura é focada no clima afetivo do sonho e na relação entre os elementos, o que possibilita um encadeamento de sonhos, no qual ocorre a repetição de símbolos, enredos ou climas afetivos que se tornam cada vez mais claros para o sonhador.

Lembremos que a criança, pela própria brecha entre fantasia e realidade, tem os pensamentos invadidos permanentemente por situações e criaturas imaginadas. Devido a isso, damos menos importância para os símbolos e seus possíveis significados do que para a relação entre os elementos do sonho, ou seja, para como os símbolos interagem com o sonhador e com os outros personagens ou símbolos do sonho. Entendemos que o símbolo, para a criança, tende a ter um significado mais concreto. Por exemplo: um cachorro bravo é, no sonho infantil, apenas um cachorro bravo, e não uma parte emocional de um indivíduo, como no sonho do adulto. O importante é o que esse cachorro bravo vai fazer em relação ao sonhador, aos seus personagens e até mesmo aos outros símbolos (relação entre os elementos).

Com a utilização do material onírico e do método da decodificação dos sonhos na psicoterapia infantil, é possível agilizar o processo de abordagem do material excluído e o posterior entendimento do cliente de seus sentimentos, pensamentos, percepções e intenções. Apresentarei a seguir uma sequência de sonhos nos quais será possível observar a repetição de elementos simbólicos e do próprio enredo, tornando o material onírico mais compreensível.

Ana, de 8 anos, veio para a psicoterapia por iniciativa própria, pois apresentava medos intensos e tinha muitos pesadelos. A mãe não via necessidade do tratamento, pois "Ana sempre foi muito meiga, carinhosa e fácil de se relacionar" (sic). Contudo, percebia que a filha era desorganizada e lenta para o ritmo de vida da família.

Ana contou o seguinte sonho: *Estava fazendo uma viagem de avião com a minha mãe, meu pai e minha irmã. O avião estava em turbulência e havia uma tempestade. Eu fiquei preocupada, porque a viagem era longa e não sabia para onde íamos. Os meus pais estavam dormindo e a minha irmã estava acordada e sem fazer nada. Eu fui para o banheiro e, quando abri a porta, mudou de cena.*

Era uma fábrica cheia de dinossauros. Fabricavam um líquido verde que colocavam na mamadeira para matar as pessoas e deixá--las mais saborosas para comê-las. Vi os dinossauros dando essa mamadeira para um bebê que morreu e eles comeram. Tinham olhos vermelhos e eram verdes, tinham cores escuras, tristes.

Eles começaram a correr atrás de três amigas, da minha irmã e de mim. Conseguiram pegar as amigas e minha irmã, que morreram, e quando conseguiram me pegar e dar a mamadeira eu acordei".

Decodificação: Está em contato com seus pensamentos (viagem de avião) que estão em turbulência. A família não percebe que existem coisas ruins acontecendo. Abre a porta da intimidade.

Nesse momento do sonho, Ana está na posição de observadora, na qual começa a tomar consciência da contradição existente no cuidado (alimento venenoso); parece que é provedor, mas mata (amortece). Percebe esse clima direcionado a ela.

Dois dias depois, Ana teve outro sonho: *"Sonhei que estava na escola. Estava na hortinha, quando caí e me machuquei. Minha amiga estendeu a mão para me ajudar, mas a professora disse que não e mandou a amiga entrar para sala de aula".*

Muda de cena...

"Minha avó (materna), minha tia-avó e duas amigas da minha avó estavam me perseguindo, tinham olhos vermelhos, pareciam bruxas. Estava muito assustada e correndo das bruxas. Elas voam, e, quando conseguem me pegar, eu acordo."

Na pesquisa, Ana comentou que não mantinha um relacionamento próximo com a avó materna, muito exigente e autoritária.

Decodificação: na primeira parte do sonho, Ana precisa de ajuda, porém uma figura feminina, substituta da figura parental (professora), impede essa ajuda. Na segunda parte, as figuras femininas da família são identificadas com os dinossauros do sonho anterior (olhos vermelhos), que alimentam e envenenam; portanto, Ana começa a perceber a contradição existente no cuidado das figuras femininas.

Observa-se, portanto, uma sequência de sonhos, com repetição de alguns elementos e do próprio enredo. No primeiro sonho, a cliente começa a identificar a contradição no cuidado dos adultos. Percebe também o clima de exigência e cobrança que não leva em conta suas reais necessidades. No segundo sonho, essa ambivalência no cuidado começa a ser identificada nas figuras femininas, com a repetição do elemento "olhos vermelhos", além do foco afetivo de ameaça (perseguição).

Nos atendimentos com a mãe de Ana, observava-se clima de cobrança e exigência quanto às produções da criança, à sua falta de organização e ao seu ritmo lento, que destoava do restante da família. Paulatinamente, por meio das técnicas de inversão de papéis e espelho, a mãe começou a se sensibilizar quanto às suas exigências, que não respeitavam as necessidades da filha, além de identificar sua dificuldade de estar mais próxima dela.

Ana, por meio dos sonhos e das brincadeiras, trouxe sua turbulência psíquica: a cobrança que percebia do ambiente, a proteção e a desproteção, o cuidado e o abandono. A mãe relatou que Ana tornou-se mais "respondona e manifestava mais frequentemente seus descontentamentos" (sic). Embora inicialmente isso tenha desagradado a mãe (e a família também), ela pôde compreender que Ana estava mais espontânea, expressando seus sentimentos, pensamentos e percepções.

Ana permaneceu em psicoterapia por aproximadamente dois anos, e o encerramento ocorreu porque os objetivos foram alcançados.

Encerramento da psicoterapia infantil

Quando se trata da clínica com crianças, não podemos falar em alta psicoterapêutica, mas em alcance dos objetivos propostos, uma vez que elas estão em pleno desenvolvimento psicológico. De forma geral, o encerramento da psicoterapia infantil acontece quando o terapeuta identifica que as angústias foram devidamente equacionadas, quando a criança conseguiu descarregar as angústias nela depositadas e, com isso, minimizar o sintoma e quando os pais conseguem identificar onde são fonte de angústia para a criança e, assim, parar de transferir essa carga.

Vamos a alguns exemplos.

João, 7 anos, é trazido para a psicoterapia pelos pais em razão do seu medo de avião. A mãe identifica que, apesar de não ser uma queixa perturbadora, impede a família de viajar para lugares mais distantes e desejados. O simples fato de João pensar nessa possibilidade o faz ter reações de choro.

Na fase do estudo de caso e diagnóstico, quando pesquisado a respeito dos medos, ficou muito clara a relação destes com o medo de perder o controle (o avião cair, o elevador despencar, o carrinho de bate-bate sair da pista de forma descontrolada). Além disso, foi identificado quanto ele temia sua energia agressiva e ficava inseguro com relação a ela, que era impedida de ser descarregada nas relações, embora no mundo da fantasia essa energia aparecesse com muita vivacidade.

O impedimento da descarga dessa energia agressiva era captado principalmente da mãe, que reconhecia ter um grande temor de o filho se tornar inadequado e violento nas suas relações sociais, embora não houvesse qualquer sinal de que isso pudesse ocorrer. E, com isso, ela vetava qualquer manifestação que considerava agressiva. Foi possível identificar com a mãe quanto ela depositava na criança toda a angústia ligada à expressão, reconhecendo em si mesma a contenção de sua energia agressiva.

Por meio do trabalho psicoterapêutico, foi possível à criança descarregar essa angústia no *setting* terapêutico, reconhecer a legitimidade dos seus sentimentos, sobretudo a raiva e agressividade, e poder se apropriar deles. Com a mãe, foi realizado o clareamento da angústia que ela depositava na criança, o que foi o suficiente para que o sintoma cessasse.

Encerramento da psicoterapia após seis meses, devido ao alcance dos objetivos propostos.

Daniel, 6 anos, apresentava constipação intestinal, necessitando frequentemente de intervenções medicamentosas para evacuar.

Durante a fase do estudo de caso e diagnóstico, notou-se no atendimento com a criança uma grande necessidade de se comunicar – não pela via verbal, mas por meios de suas produções gráficas, construções de maquetes e bonecos. O contato verbal direto era bem restrito. Fui compreendendo que a mobilização da angústia patológica era se expor, comunicar seus conteúdos internos para o ambiente, o que era bem ilustrado pelo distúrbio funcional da constipação intestinal. Havia encontrado, porém, outra forma de se mostrar nas sessões psicoterapêuticas. No contato com a mãe, percebia uma dificuldade de expor os seus reais sentimentos, pensamentos e intenções. Revelava uma dinâmica familiar harmoniosa e afetiva. Foi indicada psicoterapia à criança e tratamento do papel de pais.

Daniel mantinha na sessão o mesmo padrão de grande volume nas suas produções. Passados alguns meses, a mãe contou que ele estava apresentando encoprese. Compreendi que Daniel ainda estava manejando internamente a contenção e o controle – se expor ou não se expor. Paralelamente, nas sessões com a mãe, foi identificada a dificuldade dela mesma de se expor, assim como o fato de que desvalorizava e julgava aqueles que assim o faziam. Foi percebendo que Daniel não tinha espaço na relação com ela para falar de seus sentimentos.

Aos poucos, a mãe e o próprio Daniel foram percebendo atitudes mais espontâneas na relação entre eles e com o social. Os distúrbios funcionais da constipação e da encoprese cessaram, e o atendimento foi encerrado, após um ano, devido ao alcance dos objetivos.

Não é sempre, porém, que conseguimos encerrar o processo psicoterapêutico da criança com o alcance dos objetivos propostos: há as interrupções prematuras, os boicotes e as resistências dos pais.

Frustações e limites da terapia infantil

É muito frequente, na psicoterapia infantil, depararmos com situações que nos limitam/impedem um manejo mais apropriado com a criança. A inserção dos pais no atendimento infantil é fundamental para que os objetivos propostos sejam alcançados, e, à medida que o trabalho acontece e o terapeuta começa a identificar e clarear aos pais a parte que lhes compete, onde estão sendo fonte de angústia para os filhos, muitas vezes, surgem resistências por parte dos pais e até boicote do processo. O principal é a interrupção prematura da psicoterapia. E é aqui o nosso limite, pois a criança necessita desses pais para dar continuidade à psicoterapia.

Temos também situações de pais que buscam a psicoterapia com a intenção de enquadrar a criança (terapia de encomenda), como uma forma de controlar ou como um castigo. Vêm para a terapia com finalidade educativa e não terapêutica. Nesses casos, é necessário clarear a nossa proposta e, muitas vezes, diante disso, há o abandono do processo. O terapeuta infantil tem uma intervenção limitada, pois depende do grau de saúde e empenho desses pais no processo de psicoterapia da criança.

Outro limite da psicoterapia infantil é que, muitas vezes, a simples orientação não é suficiente para os pais; eles necessitam tratar suas próprias neuroses para conseguir implementar as condutas que estão sendo orientadas pelo terapeuta. Muitos pais apresentam impossibilidades ou resistências para fazer um tratamento, apesar de vários concordarem com essa premissa.

11. *Contexto dramático na psicoterapia infantil*

Katia Pareja

Na prática clínica com crianças, as técnicas empregadas pela abordagem psicodramática constituem uma eficiente ferramenta para acessar o mundo interno, organizar as vivências e proporcionar um alívio da carga tensional gerada pelo clima inibidor no qual a criança está inserida. A descarga dramática dessas emoções possibilita que o terapeuta tenha acesso ao mundo interno da criança e possa trabalhar as representações pelo brincar.

A terapia psicodramática infantil conta com uma forma específica de brincadeira, que é o faz de conta. Na representação dramática, agindo "como se" ou "fazendo de conta", a criança expressa o que atinge sua sensibilidade, o que lhe dá prazer ou desprazer e vontade ou medo de aprender. Revela o sentido que o mundo tem para ela, ou o revê, mediante papéis imaginários que é capaz de reconhecer, imitar e interpretar.[19]

---

19 Camila Salles Gonçalves, *Psicodrama com crianças: uma psicoterapia possível*, p. 11.

À medida que a prática clínica com crianças, na análise psicodramática de Victor Dias, foi sendo sistematizada, passou-se a verificar a necessidade de reformular o conceito do contexto psicodramático, adaptado para a psicoterapia infantil. A evolução do contexto dramático desde sua concepção por Moreno possibilitou o encaixe das técnicas psicodramáticas no trabalho terapêutico processual e bipessoal. No entanto, o resgate dos conceitos que delimitam o contexto dramático moreniano tem se mostrado fundamental no trabalho com crianças dentro da análise psicodramática de Victor Dias.

A CRIAÇÃO DO PSICODRAMA E SEU CONTEXTO DRAMÁTICO

A concepção do psicodrama feita por Jacob Levy Moreno teve sua origem apoiada no interesse de analisar a interação humana e compreender o relacionamento *entre* os indivíduos. Para isso, a técnica terapêutica de Moreno foi sendo delineada para trabalhar a representação das funções sociais e os papéis vividos pelo indivíduo nessa sociedade. Dentro da proposta moreniana, o trabalho terapêutico se dava em um contexto específico, voltado para grupos, e a dramatização era a técnica de escolha usada com o objetivo de resgatar a espontaneidade e entrar em contato com conflitos oriundos das relações interpessoais.

Esse contexto dramático era constituído pela realidade dramática no "como se", pelo tempo fenomenológico e subjetivo e pelo espaço fenomenológico virtual que era construído sobre o espaço concreto, devidamente marcado. Nele, tudo ocorre "como se fosse" do imaginário e da fantasia e, por isso, a marcação concreta do contexto dramático era importante para garantir a representação dos papéis e dos conflitos dentro de uma área protegida, tangível e controlável. "Aí o sonhador, o ético e o pecador têm a oportunidade, em ambiente protegido, de tecer sua história, criando e recriando papéis e trabalhando, em um só tempo, o passado, o presente e o futuro" (Gonçalves, 1988, p. 99).

Para garantir essa marcação, Moreno utilizava instrumentos bastante concretos e que recebiam influência da formatação utilizada no teatro. Essa representação física era feita com um tablado (palco) para sinalizar o campo terapêutico e dava à técnica um local específico para ser aplicada. Cadeiras com posicionamentos predefinidos eram usadas para representar quando o contexto dramático estava aberto ou fechado, com direta associação com as cortinas do teatro, que, quando fechadas, delimitam o espaço entre fantasia e realidade e, quando abertas, simbolizam a autorização para o início da cena dramática.

Toda essa preocupação em garantir a demarcação concreta do espaço destinado à dramatização tinha o propósito de preservar o que Moreno chamou de *acting-out*. Esse conceito é utilizado em sua teoria para expressar o "atuar para fora aquilo que está dentro do paciente". Moreno distinguia dois tipos de *acting-out*: o irracional e incalculável, tendo lugar na própria vida, que é prejudicial ao indivíduo e às suas relações, e o terapêutico e controlado, que tem lugar no contexto dramático do tratamento. Moreno acreditava que, com o devido aquecimento, o *acting-out* ocorreria favoravelmente no "como se" do contexto dramático, impedindo o paciente de se prejudicar no contexto social e facilitando, ainda, seu autoconhecimento.

VICTOR R. C. S. DIAS E COLABORADORES

A EVOLUÇÃO DO CONTEXTO DRAMÁTICO

Em meados da década de 1960, Jaime G. Rojas-Bermúdez, discípulo de Moreno, propôs uma sistematização e uma organização dos fundamentos da teoria moreniana e passou a ser o principal responsável por difundir o psicodrama na América Latina, especialmente no Brasil, na Argentina e no Uruguai.

Ao esquematizar o funcionamento e a execução de uma sessão de psicodrama, com uma clara definição dos contextos dramáticos, seus instrumentos e etapas, Bermúdez faz sua contribuição pessoal à teoria psicodramática, com a inclusão de novos conceitos e a introdução da teoria do núcleo do Eu. Após essas contribuições, o próprio contexto dramático perdeu um pouco da rigidez originária de Moreno, e a representação do "como se" passou ser mais simples (tablado, cadeiras ou banquinhos) e com configurações mais flexíveis.

Com a expansão do psicodrama na América Latina, novas abordagens psicodramáticas foram propostas, e Dalmiro Bustos surge como o principal representante do psicodrama bipessoal no Brasil. Com essa proposta mais voltada para o trabalho terapêutico individual, Bustos passa a utilizar menos o ego-auxiliar, trabalhando mais o mundo interno e a dinâmica intrapsíquica, e também reconfigura a representação do contexto do "como se", abandonando o tablado e utilizando um tapete para delimitar esse contexto.

Victor Dias, por meio de sua teoria da programação cenestésica, propõe um trabalho voltado para a compreensão do desenvolvimento psicológico, a psicopatologia, e sobretudo o acesso e o trabalho dentro da esfera do intrapsíquico e da psicoterapia psicodramática no âmbito bipessoal. Essa nova sistematização é a base da *análise psicodramática*. As técnicas utilizadas na análise psicodramática também passaram a ter uma função mais voltada para acessar o mundo interno, com maior utilização da técnica do espelho e da cena de descarga.

Dentro da análise psicodramática, Victor Dias desenvolveu variações da técnica do espelho: espelho que retira, espelho físico, espelho com duplo, espelho com descarga, espelho que reflete, espelho com questionamento, espelho desdobrado e espelho com maximização, com o objetivo de manter o aquecimento necessário no *setting*, acessar mais rapidamente o mundo interno e acelerar a pesquisa intrapsíquica. Com essa proposta, Dias reconfigura o contexto dramático, permitindo que o paciente assuma a posição de observador e que o próprio terapeuta dramatize os conflitos. Apenas no espelho que reflete o paciente participa mais ativamente na dramatização.

A concretização do contexto dramático passa a ser representada por um tapete, quando há dramatização ativa do paciente, e os egos-auxiliares são substituídos por almofadas e/ou pelo próprio terapeuta.

O CONTEXTO DRAMÁTICO NA PSICOTERAPIA INFANTIL

Dentro da abordagem da análise psicodramática, a utilização das técnicas psicodramáticas tem papel fundamental no trabalho com crianças. O acesso ao mundo interno da criança muitas vezes se mostra bloqueado pela carga tensional vinculada às suas vivências, e é muito frequente chegarem ao consultório a criança + clima inibidor. O vínculo terapêutico baseado em aceitação, proteção e continência suporta uma parte desse clima, mas o *setting* acaba inundado de raiva, rigidez, ansiedade, medo, insegurança etc.

O que se observa na condução do processo terapêutico é que, ao utilizar os espelhos e as cenas de descarga, é possível rapidamente acessar o mundo interno da criança, liberando-a da opressão do clima inibidor e dando-lhe condições para que as vivências possam ser mais bem organizadas em seu psiquismo.

A separação do clima inibidor é primordial para garantir a continuidade do processo de amadurecimento da criança. Há um aspecto favorável para a aplicação das técnicas psicodramáticas com crianças: o "como se" já é vivido até mesmo fora do *setting* e suas experiências são armazenadas numa área híbrida, que abriga tanto conteúdos do terreno da realidade quanto conteúdos do terreno da fantasia (brecha entre fantasia e realidade). Portanto, a instalação do "como se" dentro do *setting* acaba se tornando quase uma consequência da interação paciente/terapeuta.

No entanto, esse mesmo aspecto apresenta uma necessidade de definir melhor o manejo das técnicas. Isso porque a criança, na linha do seu amadurecimento emocional, ainda não tem capacidade para discriminar fantasia e realidade. Segundo Victor Dias, essa discriminação é um processo dinâmico e vai de uma grande mistura (infância) até uma clara separação (amadurecimento) já na idade adulta.

Justamente pelo fato de a criança naturalmente confundir o "como se" e o "como é", ela precisa de um reforço concreto para ajudá-la nessa discriminação. O contexto dramático precisa oferecer uma clara referência entre os limites e bordas da fantasia e da realidade.

Por não separar a vivência terapêutica dentro do *setting* da vivência fora dele, a não delimitação concreta do contexto psicodramático pode levar a criança ao *acting-out*, com a tendência de replicar os conteúdos mobilizados na terapia para as relações do mundo real.

Exemplo disso é um caso em que, por um erro de manejo, não realizei essa clara demarcação do contexto dramático e, ao fazer a cena de descarga de conteúdos de raiva e ciúmes de uma paciente de 5 anos para seu irmão/almofada, ela acabou por concretizar seu irmão na almofada, deixando-o de castigo no canto da minha sala durante toda a sessão e exigindo que eu não o tirasse de lá até sua volta na semana seguinte.

Por essas observações clínicas, dentro da análise psicodramática, cunhamos o conceito da "área da brincadeira". A elaboração desse conceito surge para atender à necessidade de oferecer um contexto dramático real, concreto e com forte delimitação do "como se" e do "como é". Esse espaço concreto faz que fantasia e realidade ganhem uma dimensão diferente, onde é possível entrar e sair sem que os conteúdos mobilizados fiquem indiscriminados.

A demarcação concreta da "área da brincadeira" pode ser feita em um espaço delimitado dentro da própria sala do terapeuta, a fim de evidenciar a separação do espaço geral, como um tapete colorido, tapetes de EVA ou, minimamente, uma sinalização do espaço por meio de uma fita adesiva no chão. Minha escolha foi por um tecido (*lycra*) com uma cor bem chamativa, que mantenho dobrado para evidenciar o "como se" fechado e, no momento de aplicar as técnicas, anuncio que vou "instalar" a "área da brincadeira", autorizando a abertura do contexto dramático.

A consigna dada é: "Vou instalar a área da brincadeira agora e nós vamos entrar nela. Aqui dentro, podemos falar e fazer tudo que quisermos, como se fosse verdade. Mas só vale aqui dentro". Além dessa delimitação, é importante também discriminar que existem dois espaços: a "área da brincadeira" e a "área séria". Por "área séria", podemos compreender tudo que compõe as coisas do terapeuta, como estante, escrivaninha, cadeira etc. Essa discriminação é importante para que a criança consiga preservar o espaço fora da "área da brincadeira", tanto física quanto emocionalmente, e, em especial, para que o terapeuta possa usar a "área séria" para reforçar, organizar e trabalhar os conteúdos mobilizados durante a aplicação dos espelhos e das cenas de descarga.

A aplicação do contexto dramático com crianças – casos clínicos

Para ilustrar a aplicação do conceito da "área da brincadeira", descrevo agora alguns casos clínicos que ajudaram a confirmar a importância da utilização do contexto dramático para aplicação das técnicas de espelho e cena de descarga no trabalho com crianças.

Cena de descarga

R., 6 anos.

Queixa inicial: dificuldade de relacionamento, inadequação no contato, muita carga de raiva diante das frustações, queixa da escola sobre a dificuldade de R. se relacionar com os amigos.

Clima da mãe: forte indignação diante das questões familiares, medo e ansiedade para lidar com seus posicionamentos e com as questões circunstanciais, percebidas por ela como ameaçadoras e intensas.

Pai: omisso, com sentimentos encobertos, sem dar pistas sobre sua intenção e vontade.

Dinâmica da criança: R. chega para as sessões carregado de clima inibidor, completamente impedido de ser espontâneo, brincar ou produzir algo. O acesso ao seu mundo interno era barrado duramente por ele por meio de fortes investidas contra mim, xingando, esbravejando e destruindo tudo que encontrava pela frente. O *setting* era uma extensão do mundo externo familiar, e o clima internalizado por R. era tão avassalador que não deixava espaço para a organização do seu Eu. Aos poucos, pude direcionar esse clima para uma área do "como se", na tentativa de conseguir alguma descarga tensional. Logo, R. começa a direcionar sua raiva para o consultório como um todo, numa clara tentativa de sinalizar para mim a configuração do ambiente externo em que ele estava inserido. O "consultório" vira seu alvo, e ele passa a xingar, acusar e gritar com o "consultório".

R. – Seu consultório idiota, você sempre atrapalha tudo que quero fazer! Quero te destruir! Vou quebrar todas as suas paredes!

T. – Acho que aqui nós dois podemos brincar de destruir este consultório idiota. O que acha?

Antes de iniciar o uso das técnicas psicodramáticas, apresento para R. a *área da brincadeira,* com a consigna de que, dentro dessa área, estamos autorizados a falar e fazer tudo que queremos, mas que isso só tem efeito dentro dessa área.

R. imediatamente se mobiliza e topa entrar no "como se". É justamente nesse momento que a contextualização psicodramática se faz imprescindível para delimitar a separação entre fantasia e realidade e autorizar a descarga do clima inibidor de forma segura. Com a área da brincadeira instalada, proponho a R. que entre comigo e me observe enquanto faço a cena de descarga para o "consultório/almofada".

T. – Seu consultório idiota, você me faz muito mal! Você me sufoca, me irrita, me deixa com muita raiva! Você me faz fazer coisas que eu não gosto. Eu fico triste depois!

Visivelmente mobilizado, R. responde: O que mais esse consultório vai fazer? Além de tudo, agora ele está me deixando triste e magoado!

Depois dessa cena de descarga, R. diz que quer sufocar o consultório e imediatamente começa a colocar tudo que é possível em cima da "almofada/consultório", fazendo questão de que tudo fique dentro da *área da brincadeira*. Coloca caixas, brinquedos, mais almofadas, peças de madeira. Faz uma pilha até que consegue parar e olhar satisfeito para essa pilha e dizer: "Pronto, sufoquei. Agora podemos brincar, eu e você". A partir desse momento, abre-se caminho para a representação de seu mundo interno por meio da brincadeira.

A brincadeira que ele propõe tem relação com algo envenenado que ele "come", e eu tenho de salvá-lo. Para isso, tenho de passar por um portal, percorrer um caminho cheio de perigos e conseguir uma "poção" com uma bruxa. Essa bruxa dá a "poção", mas depois nós dois descobrimos que ela nos enganou, porque a "poção" quase o faz "morrer" de novo.

O ambiente generalizado que envenena é algo que R. já consegue identificar como vindo de fora, que ele recebe e que quase o faz "morrer". Mas agora surge a possibilidade na fantasia e no mundo interno de que algo pode ser modificado, "salvo", recebendo algo que anule todo o clima inibidor.

Espelho desdobrado

M., 7 anos.

Queixa inicial: dificuldade de se relacionar, de se impor, com tendência a concordar com tudo, sem deixar aparecer sua vontade e opinião. Eventos repetitivos de *bullying*, ansiedade externalizada pelo comportamento de roer unhas e dificuldade de dormir.

Clima da mãe: tensa, com organização rígida, racionalização e justificativa.

M. chega para as primeiras sessões demonstrando uma rigidez bastante similar à dinâmica da mãe. Na nossa primeira interação, M. já me evidencia parte de sua racionalização quando, após eu explicar o que era terapia, ela diz: "Você inventou uma profissão. Não existe médico de sentimentos". Sua postura é de um amadurecimento desproporcional, com falas muito adultas, argumentos que parecem vindos de fora e tendência a um comportamento reativo, carregado de raiva. Suas propostas de brincadeira refletem a dificuldade de entrar no mundo interno: na brincadeira de casinha, o "como se" era rechaçado a todo instante com falas concretas e muito realistas:

T. – Acho que precisamos de uma caminha para nossa boneca. Que tal fazer de conta que isso é uma caminha?

M. – Isso não é uma caminha. É um bloco de madeira.

Outro traço que surge nas sessões é a necessidade que M. tem de usar minha referência para elaborar suas vontades, sua espontaneidade e criatividade. Por várias vezes ela precisa que eu crie primeiro para que ela use a minha produção como ponto de partida e então ela possa, de fato, aparecer para mim.

M. também me apresenta seus amigos imaginários. São quatro diferentes, com traços de personalidade bem marcantes: um é muito ocupado e ambicioso, outro tem a capacidade de guardar segredos para sempre, outro é preguiçoso e outro é atrapalhado e atrasado. Diz que ninguém sabe da existência dos amigos imaginários, somente eu, e que eles não vêm para a terapia, somente ela. Esse dado sinaliza a dificuldade de M. de integrar sua identidade, organizando-se no mundo interno e no relacional para "despistar" seu verdadeiro eu.

À medida que a terapia caminha, o traço mais rígido, carregado de raiva, que xinga, se irrita, que lida com a realidade de forma extremamente concreta, passa a ser permeado por um traço até então encoberto. Começa a aparecer outra M., mais carente, que me diz que sabe imitar gatinhos perfeitamente – até ronrona igual.

Nesse momento, introduzo a *área da brincadeira* no *setting*, com o objetivo de contextualizar concretamente o mundo interno, oferecendo contorno e proteção. Digo a ela que lá dentro podemos falar e fazer o que quisermos e que lá podemos "fazer de conta" que muitas coisas são possíveis. Opto por fazer o espelho desdobrado para colocar em evidência os dois lados de M. que vêm se apresentando. Dentro da área, sinalizo que vou ficar no papel dela, ora mostrando a M. brava, ora mostrando a M. gatinha manhosa. A própria M., já mais bem contextualizada no "como se", nomeia que será então a M. pastor-alemão e a M. gatinha manhosa. Faço o espelho mostrando esses dois lados e, quando termino, M. diz que gostaria muito de poder ficar mais no papel da gatinha manhosa, mas que, se ela fizer isso, a mãe dela não vai mais gostar dela, vai achá-la "meio maluca". Digo a ela que aqui, na terapia, ela pode ser a gatinha manhosa quanto tempo ela achar necessário. M. passa o restante da sessão e das próximas no papel da gatinha e, dessa forma, consegue pedir carinho na barriga, pedir colo e me apresentar o tamanho de seu núcleo de carência. As sessões seguintes já denotam a significativa diminuição do traço agressivo, e suas elaborações e produções já começam a mostrar mais espontaneidade, suas reais vontades e capacidade de se expressar via verdadeiro Eu, sem tanta necessidade da referência externa para determinar suas ações.

Espelho com duplo

Rf., 10 anos.

Queixa inicial: dificuldade de se posicionar e expressar suas vontades por receio de contrariar os pais, recém-separados.

Clima familiar: muita divergência de valores e referências. Total desacordo na forma de definir os novos critérios de funcionamento da família após divórcio.

Rf. se apresenta, em nosso contato inicial, significativamente ansioso, incapaz de localizar sua vontade ou direcioná-la para algo que possa gratificá-lo. As sessões eram sempre caóticas, com Rf. iniciando inúmeras brincadeiras ou construções que não davam certo ou não se concluíam. Outro aspecto que chamava a atenção era o fato de Rf. sempre se referir a si mesmo como alguém que é ótimo em desenhar, que é o melhor aluno da classe, que sempre ganha todos os jogos e de quem todos gostam muito, sendo que essa autopercepção era desproporcional à realidade. Rf. se mostrava indiscriminado do clima familiar de referências incoerentes e até mesmo autoexcludentes.

Depois de trabalhar essa autorreferência, começou a surgir material de um clima que vinha da relação com seu pai. Esse pai sempre aparecia como alguém exigente e que não valorizava nenhuma ação espontânea ou criativa vinda de Rf. À medida que coletei material suficiente para inserir no espelho, propus para Rf. entrar na "área da brincadeira". Com o propósito de utilizar o espelho com duplo, dei a consigna similar que damos no manejo com adultos, acrescentando a delimitação do contexto dramático:

T: – Vamos entrar aqui na "área da brincadeira". Você vai me observar agora e eu vou fazer de conta que sou Rf. Vou falar com essa almofada/terapeuta e vou falar algumas coisas que você falou e outras que você não falou. O que vamos falar aqui só vale dentro deste tapete.

Era de extrema importância reforçar as bordas do "como se", pois eu acrescentaria intenções, pensamentos e sentimentos de Rf. em relação ao seu pai que estavam encobertos e que poderiam facilmente ser atuados fora do *setting*. Pude trazer nesse espelho quanto Rf. não se sentia à altura das expectativas desse pai, que ele tinha receio de expressar suas reais vontades e necessidades e senti-las desmerecidas ou tratadas com descaso.

Ao se observar, Rf. pôde identificar os traços do pai que o faziam ficar tão oprimido e ansioso. Surgiu muito conteúdo de raiva que pudemos trabalhar e organizar fora da "área da brincadeira", na "área séria".

A partir daí, foi possível trabalhar com Rf. seus próprios conceitos e percepções a respeito desse pai, o que fez que ele pudesse ganhar um pouco de distância dessa referência masculina que o oprimia e, com isso, reorganizar seu conceito de identidade.

Como mostram as observações clínicas acima, é possível constatar a importância da delimitação clara do contexto dramático voltado para o trabalho com crianças. Os conceitos de *área de brincadeira* e *área séria*, além de promover uma clara delimitação entre o contexto do "como se" e o contexto do "como é", ajudam acriança a separar o que sente, pensa e percebe daquilo que ela fantasia e também obriga o terapeuta a reafirmar a sua postura, pois em cada um desses contextos a postura do terapeuta é diferente.

Psicopatologia e psicodinâmica na análise psicodramática

Dentro da área de brincadeira, o terapeuta estimula a fantasia da criança a fim de coletar o material psicológico (lúdico) para trabalhar e, na área séria, o terapeuta estimula a percepção da realidade e, com isso, ajuda a criança a elaborar os conflitos e seguir o curso de seu amadurecimento.

Referências bibliográficas

ABERASTURY, A. *Psicanálise da criança: teoria e técnica.* Porto Alegre: Artes Médicas, 1982.

BERTO, M. S. S. *O sonho na psicoterapia infantil.* Trabalho de conclusão de curso (Psicodrama) – Escola Paulista de Psicodrama, São Paulo, 2006.

BUSTOS, D. M. *Psicoterapia psicodramática.* São Paulo: Brasiliense, 1979.

CARBONINI, C. S. *O trauma como desencadeador do transtorno dissociativo.* Trabalho de conclusão de curso (Psicodrama) – Escola Paulista de Psicodrama, São Paulo, 2008.

DIAS, V. R. C. S. *Psicodrama: teoria e prática.* São Paulo: Ágora, 1987.

_____. *Análise psicodramática: teoria da programação cenestésica.* São Paulo: Ágora, 1994.

_____. *Sonhos e psicodrama interno na análise psicodramática.* São Paulo: Ágora, 1996.

_____. *Vínculo conjugal na análise psicodramática: diagnóstico estrutural dos casamentos.* São Paulo: Ágora, 2000.

_____. *Sonhos e símbolos na análise psicodramática: glossário de símbolos*. São Paulo: Ágora, 2002.

_____. *Psicopatologia e psicodinâmica na análise psicodramática*, v. I. São Paulo: Ágora, 2006.

_____. *Sonhos e símbolos na análise psicodramática: glossário de símbolos*. 2. ed. São Paulo: Ágora, 2014.

DIAS, V. R. C. *et al. Psicopatologia e psicodinâmica na análise psicodramática*, v. III. São Paulo: Ágora, 2010.

_____. *Psicopatologia e psicodinâmica na análise psicodramática*, v. IV. São Paulo: Ágora, 2012.

DIAS, V. R. C.; DIAS, G. A. A. S. *Psicopatologia e psicodinâmica na análise psicodramática*, v. VI. São Paulo: Ágora, 2018.

DIAS, V. R. C.; SILVA, V. A. *Psicopatologia e psicodinâmica na análise psicodramática*, v. II. São Paulo: Ágora, 2008.

_____. *Psicopatologia e psicodinâmica na análise psicodramática*, v. V. São Paulo: Ágora, 2016.

DOIDGE, N. *O cérebro que se transforma: como a neurociência pode curar as pessoas*. Rio de Janeiro: Record, 2011.

DOSSEY, L. *A conexão da consciência: evidências científicas comprovam que fazemos parte de uma mente universal*. São Paulo: Cultrix, 2018.

FLEURY, H. J. *et al. Psicodrama e neurociência: contribuições para a mudança terapêutica*. São Paulo: Ágora, 2008.

FONSECA FILHO, J. S. *Psicoterapia da relação: elementos de psicodrama contemporâneo*. São Paulo: Ágora, 2000.

FUKUYAMA, F. *O fim da história e o último homem*. Rio de Janeiro: Rocco, 1992.

GONÇALVES, C. S. *Lições de psicodrama: introdução ao pensamento de J. L. Moreno*. São Paulo: Ágora, 1988a.

_____. *Psicodrama com crianças: uma psicoterapia possível*. São Paulo: Ágora, 1988b.

HARARI, Y. N. *Sapiens: uma breve história da humanidade.* Porto Alegre: L&PM, 2015.

_____. *Homo Deus: uma breve história do amanhã.* São Paulo. Companhia das Letras, 2016.

LENT, R. *Cem bilhões de neurônios? Conceitos fundamentais de neurociência.* 2. ed. São Paulo: Atheneu, 2010.

MARTÍN, E. G. *Psicologia do encontro: J. L. Moreno.* São Paulo: Ágora, 1996.

MENEGAZZO, C. M. *et al. Dicionário de psicodrama e sociodrama.* São Paulo: Ágora, 1995.

MOALEM, S.; LAPLANTE, M. D. *Herança: como os genes transformam nossas vidas e a vida transforma nossos genes.* Rio de Janeiro: Rocco, 2016.

MORENO, J. L. *Psicodrama.* 9. ed. São Paulo: Cultrix: 1993a.

_____. *Psicoterapia de grupo e psicodrama.* 2. ed. Campinas: Psy, 1993b.

MUKHERJEE, S. *O gene: uma história íntima.* São Paulo: Companhia das Letras, 2016.

OAKLANDER, V. *Descobrindo crianças: a abordagem gestáltica com crianças e adolescentes.* São Paulo: Summus, 1980.

OCAMPO, M. L. S. *et al. O processo psicodiagnóstico e as técnicas projetivas.* 11. ed. São Paulo: WMF Martins Fontes, 2009.

RAPPAPORT, C. R. *et al. Psicologia do desenvolvimento,* v. 2 - *A infância inicial: o bebê e sua mãe.* São Paulo: EPU, 1981.

ROJAS-BERMÚDEZ, J. G. *Núcleo do Eu.* São Paulo: Natura, 1978.

_____. *Introdução ao psicodrama.* São Paulo: Ágora, 2016.

SATINOVER, J. *O cérebro quântico: as novas descobertas da neurociência e a próxima geração de seres humanos.* São Paulo: Aleph, 2007.

WINNICOTT, D. W. *O brincar & a realidade.* Rio de Janeiro: Imago, 1975.

Os autores

Victor Roberto Ciacco da Silva Dias é formado em Medicina pela Faculdade de Medicina da Universidade de São Paulo (FMUSP) e em Psicodrama pela Associação Brasileira de Psicodrama e Sociodrama (ABPS), em São Paulo. Fundou e coordena a Escola Paulista de Psicodrama e Análise Psicodramática (EPP). É o criador da análise psicodramática e da teoria da programação cenestésica. Tem os seguintes livros publicados pela editora Ágora e Summus Editorial:

Psicodrama: teoria e prática; *Análise psicodramática e teoria da programação cenestésica*; *Vínculo conjugal na análise psicodramática: diagnóstico estrutural dos casamentos*; *Sonhos e psicodrama interno na análise psicodramática*; *Sonhos e símbolos na análise psicodramática: glossário de símbolos* (primeira e segunda edições); *Psicopatologia e psicodinâmica na análise psicodramática* (volumes I ao VI).

Exerce função didática e de coordenação na EPP e trabalha em clínica particular como psicoterapeuta.

Virgínia de Araújo Silva é formada em Psicologia pela Universidade Estadual de Londrina (UEL), Paraná. Especializou-se em Psicodrama no Instituto Sedes Sapientiae, em São Paulo, e em Análise Psicodramática na Escola Paulista de Psicodrama e Análise Psicodramática (EPP). É titulada como supervisora didata em Psicodrama pela Federação Brasileira de Psicodrama (Febrap). Exerce atividade clínica em consultório particular e atividade didática como professora e supervisora na EPP.

É coautora dos livros *Psicopatologia e psicodinâmica na análise psicodramática*, volumes II e V, publicados pela editora Ágora.

Milene Shimabuku Silva Berto é formada em Psicologia pelo Centro Universitário das Faculdades Metropolitanas Unidas (FMU), com especialização em Análise Psicodramática pela Escola Paulista de Psicodrama (EPP). É professora da cadeira de Psicoterapia com Crianças na EPP. Coautora do livro *O psicólogo no hospital público: tecendo a clínica*, organizado por Eva Wongtschowski (São Paulo: Zagadoni, 2011). Trabalha como psicoterapeuta em consultório privado.

Claudio Samuelian é formado em Psicologia Clínica pela Pontifícia Universidade Católica de São Paulo (PUC-SP), especializado em Análise Psicodramática pela Escola Paulista de Psicodrama (EPP) e formado como psicodramatista pelo Instituto de Psicodrama J. L. Moreno de Buenos Aires. É professor da EPP e supervisor clínico do grupo Treinamento e Assistência Psicológica (TPSI). Trabalha em consultório privado como psicoterapeuta.

KATIA PAREJA é formada em Psicologia pela Universidade São Marcos, com especialização em Psicanálise Winnicottiana pela Pontifícia Universidade de São Paulo (PUC-SP). Formada em Análise Psicodramática pela Escola Paulista de Psicodrama (EPP), atua como psicóloga clínica e psicóloga infantil em consultório privado.

leia também

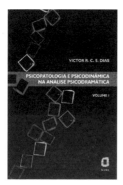

**PSICOPATOLOGIA E PSICODINÂMICA
NA ANÁLISE PSICODRAMÁTICA – Vol. 1**
Livro dirigido aos profissionais de psicologia e psiquiatria, abordando a essência da psicodinâmica, sem misturá-la com diagnósticos sintomáticos – que é o que se faz usualmente. Divide-se em três partes: a psicopatologia estrutural, a psicopatologia psicológica e os mecanismos de defesa.
REF. 20022   ISBN 978-85-7183-022-6

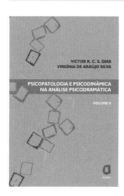

**PSICOPATOLOGIA E PSICODINÂMICA
NA ANÁLISE PSICODRAMÁTICA – Vol. 2**
Este volume está dividido em quatro capítulos. No primeiro, os autores abordam a sistematização das defesas intrapsíquicas. No segundo, falam sobre o conceito de vínculos compensatórios e da função delegada. Já os capítulos finais exploram a etiologia, a psicopatologia e a psicodinâmica do esquizoide e do narcisista.
REF. 20037   ISBN 978-85-7183-037-0

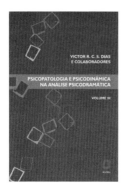

**PSICOPATOLOGIA E PSICODINÂMICA
NA ANÁLISE PSICODRAMÁTICA – Vol. 3**
Este terceiro volume reúne a experiência de Victor Dias e de seus mais brilhantes colaboradores. Entre os temas abordados estão: as diferenças entre os diagnósticos sintomáticos da psiquiatria clínica e os diagnósticos psicodinâmicos das escolas psicoterápicas; os distúrbios funcionais; as doenças psicossomáticas; os oito tipos da técnica de espelho; o uso das cenas de descarga na psicoterapia bipessoal.
REF. 20070   ISBN 978-85-7183-070-7

leia também

PSICOPATOLOGIA E PSICODINÂMICA NA ANÁLISE PSICODRAMÁTICA – Vol. 4

O quarto volume da coleção coordenada por Victor Dias aborda assuntos diversos ligados à análise psicodramática, como o uso ou não de medicação em psicoterapia, a postura do terapeuta, as defesas de evitação, distúrbios sexuais, doenças psicossomáticas e autoimunes, psicoterapias de casal, psicoterapia com adolescentes e neurociência.
REF. 20097   ISBN 978-85-7183-097-4

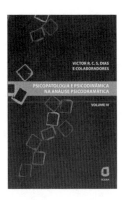

PSICOPATOLOGIA E PSICODINÂMICA NA ANÁLISE PSICODRAMÁTICA – Vol. 5

Este quinto volume aborda desde a conceituação de amadurecimento psicológico às angústias existencial e circunstancial, passando pelos valores morais e éticos que regem o comportamento infantil. Victor R. C. S. Dias inova ainda com capítulos sobre o perfil do cliente moderno, condutas e procedimentos na análise psicodramática, as novas posturas psicoterápicas e a teoria da programação cenestésica, e conta com preciosas contribuições de Virgínia de Araújo Silva.
REF. 20186   ISBN 978-85-7183-186-5

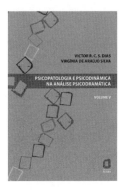

PSICOPATOLOGIA E PSICODINÂMICA NA ANÁLISE PSICODRAMÁTICA – Vol. 6

Neste livro, Victor e Gabriel Dias oferecem informações completas e claras sobre os benefícios do uso de medicamentos durante o processo psicoterápico. Em linguagem acessível, os autores explicam ainda o funcionamento da análise psicodramática e discutem temas como: as diferenças de abordagem entre psicólogos e psiquiatras clínicos; as bases bioquímicas do funcionamento dos psicofármacos; os mecanismos de reparação psicológica.
REF. 20208   ISBN 978-85-7183-208-4

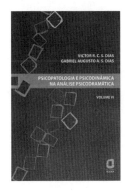

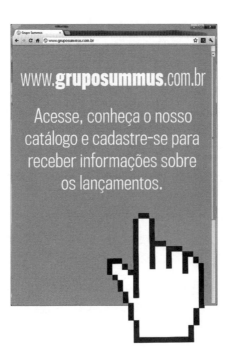

www.gruposummus.com.br

IMPRESSO NA GRÁFICA sumago
sumago gráfica editorial ltda
rua itauna, 789 vila maria
02111-031 são paulo sp
tel e fax 11 **2955 5636**
sumago@sumago.com.br